流感
——百年防控

鲁植艳　徐海波　李宏军◎主编

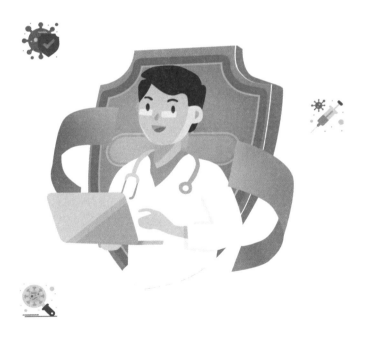

长江出版传媒
湖北科学技术出版社

图书在版编目(CIP)数据

流感—百年防治路漫漫 / 鲁植艳，徐海波，李宏军主编. —武汉：湖北科学技术出版社，2022.11
ISBN 978-7-5706-2240-5

Ⅰ.①流… Ⅱ.①鲁… ②徐… ③李… Ⅲ.①流行性感冒—防治—历史—世界 Ⅳ.①R511.7-091

中国版本图书馆 CIP 数据核字(2022)第 167621 号

策　　划：冯友仁
责任编辑：徐　丹　　　　　　　　　　　　　封面设计：胡　博

出版发行：湖北科学技术出版社　　　　电话：027－87679454
地　　址：武汉市雄楚大街 268 号　　　　邮编：430070
　　　　　（湖北出版文化城 B 座 13—14 层）
网　　址：http://www.hbstp.com.cn

印　　刷：武汉邮科印务有限公司　　　　　　　邮编：430205

880×1230　　　　　　1/32　　　　3.5 印张　　　　82 千字
2022 年 11 月第 1 版　　　　　　　　2022 年 11 月第 1 次印刷
　　　　　　　　　　　　　　　　　　　定价：28.00 元

《流感——百年防治路漫漫》

编 委 会

主　编　鲁植艳　徐海波　李宏军

副主编　熊　勇　沈　瑾　曾宪涛　侯代伦

　　　　龚　雯　鲁敏翔　胡　妲

编　委（按姓氏拼音排序）

屈艳娟　武汉大学医学院

荣　媛　武汉大学中南医院

沈　瑾　中国疾病预防控制中心

宋　璐　武汉大学中南医院

陶　璟　武汉大学医学院

汪明月　中国科学技术大学附属第一医院

王　越　武汉大学中南医院

王亮节　湖北第二师范学院

王卫国　武穴市第一人民医院

吴经纬　海南省农垦总医院

熊　勇　武汉大学中南医院

徐海波　武汉大学中南医院

严　微　湖北大学材料科学与工程学院

余文惠　武汉市武昌医院

曾宪涛　武汉大学中南医院

张在鹏　武汉大学中南医院

赵正安　武汉大学基础医学院

鲁植艳　博士，主任医师，硕士生导师，武汉大学中南医院司法鉴定所主任。

湖北省司法鉴定协会副会长。

中国性病艾滋病防治协会感染病临床影像学分会副主任委员。

主持省部级以上科研课题 9 项，以第一作者或通信作者发表法医学等专业

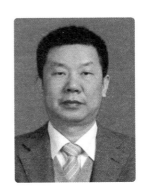

文章 76 篇（其中 SCI 文章 9 篇）。分别于 2012 年、2016 年获湖北省科技进步二等奖（排名第一）。主编《艾滋病肺部病变的影像诊断》等医学专著两部、《唤醒关爱》等科普作品三部。

徐海波 医学博士、教授、主任医师（二级岗位）、博士生导师。现任武汉大学中南医院影像科主任。中华放射学会神经学专委会副主任委员，中国医疗装备协会磁共振学会常务理事，中国电子商务智慧医疗专业委员会常务委员，中国医疗保健国际交流促进会放射学分会常务委员，湖北省放射学会副主任委员。担任《临床放射学杂志》《放射学实践》等杂志的常务编委。曾在路易斯安那州大学新奥尔良医疗中心和哈佛大学医学院麻省总医院磁共振研究中心深造学习。

主要从事中枢神经系统放射学、生物医学工程、分子影像学等领域的专业研究。近年承担国家自然科学基金 4 项，参与国家"十一五"支撑子课题、国家"973"计划的子课题各 1 项和"863"计划项目 2 项，荣获湖北省科技进步奖二等奖 2 项，发表专业论文 150 余篇，其中在 *SMALL*、*BIOMATERIALS*、*NAT GENET* 等 SCI 收录论文 40 余篇，主编专著多部。

李宏军 教授，主任医师，首都医科大学附属北京佑安医院放射科主任，首都医科大学医学影像与核医学系副主任；博士生导师，博士后导师（首都医科大学，北京航空航天大学），兼任中华医学会放射学分会传染病放射学专业委员会主任委员。

享受国务院政府特殊津贴专家，突出贡献专家。北京市"十百千"卫生人才。北京市首批 215 高层次卫生人才学科（骨干）带头人。国际传染病放射学学科奠基者，主要创始人。曾获评第五届"人民好医生"称号。

前　言

　　流行性感冒是流行性感冒病毒及其亚型病毒引起的急性上呼吸道感染，是一种常见的全球性、传染性疾病，具有四季反复、发病率高、累及面广、危害性大的特点。流感病毒感染人类的临床表现从无症状感染到轻微的上呼吸道疾病、严重的肺炎和多器官功能衰竭。

　　虽然医学界从1918年开始进行了百年探索，研究方法与研究手段不断更新，在抗病毒治疗方面也取得了不错的成绩，但2003年冠状病毒肺炎暴发，全民戴口罩、全民量体温的痛苦回忆让我们认识到呼吸道病毒感染仍然危害巨大。由于流感病毒抗原性漂移及抗原性转变的特点，因此治疗流感仍非易事。

　　随着社会经济的快速发展及人们生产生活方式的改变，流感的防控不再是一个国家、一个地区的事情，学科建设应该做好全球化战略的顶层设计；只有全球一盘棋，才能有效防控，保障人类生命健康和国家安全。

　　鉴于此，我们针对不同类型病毒性流感理论体系进行了一系列归纳总结，对更好地认识和理解流感的发生、发展及演变规律，制订正确的研究方案和治疗计划均具有重要现实意义。本书针对不同类型流感的流行病学、临床症状、病理机制、实验室检查等进行系统总结，内容丰富、资料完整、图文并茂，以满足人们对流感全方位认识的需要。

本书的出版得到全国多家医院的大力协助与支持，在此对协作单位的无私奉献、高度的社会责任感及真诚的合作态度表示最真诚的谢意！

希望本书的出版能够起到抛砖引玉的作用，为提高全民科学素养尽一分力量，也恳切希望能够得到读者、同道们的理解与帮助，以共勉。科学发展的过程也是人们逐步认识、完善的过程，书中不足之处在所难免，敬请同道不吝赐教，期待日臻完善。

鲁植艳　徐海波　李宏军

2022 年 5 月

目 录

第一章　揭开流感病毒神秘的外衣

第一节　认识流行性感冒

流行性感冒（influenza，俗称流感）是由流感病毒（influenza virus）引起的呼吸道传染病。其主要通过含有病毒的飞沫进行传播，人与人直接接触或接触被污染的物品也可以导致传播。典型的临床特点是急起高热、显著乏力，全身肌肉酸痛，而鼻塞、流涕和喷嚏等上呼吸道卡他症状相对较轻。秋冬季节高发。本病具有自限性，但婴幼儿、老年人和存在心肺基础疾病的病人容易并发肺炎等严重并发症而死亡。

流行性感冒是由流感病毒引起的历史上死亡人数最多的呼吸道传染病，流感的级别可分为六级。

一级流感：流感病毒在动物之间传播，但未出现人类感染的病例。

二级流感：流感病毒在动物之间传播，这类病毒曾造成人类感染，因此被视为流感流行的潜在威胁。

三级流感：流感病毒在动物间或人与动物之间传播，这类病毒已造成人类散发或者局部感染的病例，但未出现

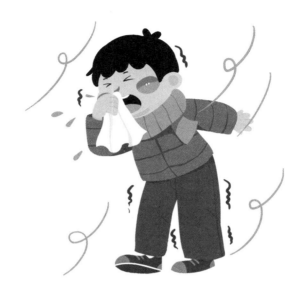

人际（人与人之间）传播的情况。

四级流感：流感病毒在人际传播并引发持续性疫情。在这一级别下，流感蔓延风险较上一级别显著增加。

五级流感：同一类型流感病毒在同一地区（比如北美洲）至少两个国家出现人际传播，并造成持续性疫情。尽管大多数国家在这一级别下不会受到显著影响，但五级流感意味着大规模流感疫情正在逼近，应对疫情采取措施的时间已经紧迫。

六级流感：同一类型流感病毒的人际传播发生在两个或者两个以上地区。这一级别意味着全球性疫情正在蔓延。

一、呼吸道病毒

呼吸道是人体进行肺呼吸时气流所经过的通道，也是病原体侵入人体的重要通道。急性上呼吸道感染简称上感、感冒，是鼻腔、咽或喉部急性炎症的总称，70%～80%的上感由病毒引起，20%～30%由细菌引起，以溶血性链球菌最为常见，其次为流感嗜血杆菌、肺炎链球菌和葡萄球菌等。呼吸道病毒可侵犯上呼吸道的不同部位引起炎症，黏膜细胞损伤后，细菌会侵入，常合并细菌感染，导致病情加重。

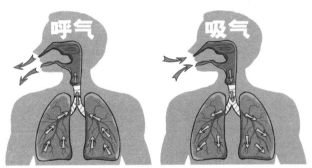

呼吸道病毒是指一大类以呼吸道为进入门户，引起呼吸道局部感染的病毒。呼吸道病毒的种类很多，主要包括流感病毒、副流感病毒、腺病毒、鼻病毒、风疹病毒和呼吸道合胞病毒等。呼吸道病毒具有很强的传染性，如甲型流感病毒可以在短短几个月传遍全世界。由于许多呼吸道病毒尤其是流感病毒容易变异，人群感染后不易获得牢固的免疫力，因此呼吸道病毒的感染很容易反复发生，目前尚无特效的疫苗和药物来防治，因此呼吸道病毒感染对人类健康具有很大的威胁。常见的呼吸道病毒及其所致主要疾病见表 1-1。

表 1-1　常见的呼吸道病毒及其所致主要疾病

病毒分类	病毒种类	引起主要疾病
正黏病毒科	流感病毒	流行性感冒
副黏病毒科	麻疹病毒	麻疹
	腮腺炎病毒	流行性腮腺炎
	呼吸道合胞病毒	婴儿支气管炎、细支气管炎
	副流感病毒	普通感冒、细支气管炎
	人偏肺病毒	婴幼儿呼吸道感染
冠状病毒科	冠状病毒	普通感冒、上呼吸道感染
	SARS 冠状病毒	严重急性呼吸综合征
披膜病毒科	风疹病毒	风疹
小 RNA 病毒科	鼻病毒	普通感冒、急性上呼吸道感染
腺病毒科	腺病毒	小儿肺炎
呼肠病毒科	呼肠病毒	轻微上呼吸道感染

二、流感病毒的病原学特征

(一)流感病毒的分型

流感病毒属正黏病毒科，为 RNA 病毒。正黏病毒是指对人或动物细胞表面的黏蛋白有高度亲和、有包膜的一类病毒。主要包括流感病毒，是流感的病原体，流感病毒可以感

4

染人、家禽和其他哺乳动物，可以在人和动物之间发生交叉感染。流感病毒粒子一般为球形，直径为 80～120 nm，有囊膜，囊膜上有许多放射状排列的突起糖蛋白，主要是血凝素（hemagglutinin，HA）、神经氨酸酶（neuraminidase，NA）和基质蛋白 2（matrix protein 2，M2）。

HA 是含有 560 个氨基酸的糖蛋白，有 2 条蛋白链，其功能是与呼吸道表面的唾液酸受体结合，并介导病毒包膜与宿主细胞膜的融合，释放病毒颗粒核衣壳进入宿主细胞的细胞质进行繁殖，所以 HA 是病毒感染宿主细胞的重要武器。每个病毒体含有 500 个 HA 分子，占病毒蛋白的 25％，HA 抗原性极易变异，具有流感病毒的亚型特异性。

NA 是含有 4 条糖蛋白的四聚体，每个单体的头部都有一个 NA 的活性中心，NA 的功能是参与病毒释放，其能水解病毒感染细胞表面的 N-乙酰神经氨酸（唾液酸），切断病毒与宿主细胞的连接，促使成熟的病毒体出芽，从宿主细胞中释放；NA 还可液化呼吸道黏膜表面的黏液，降低其黏度，有利于病毒从细胞中解离而促使病毒扩散，所以 NA 是病毒流行的重要武器。每个病毒体含有 100 个 NA 分子，占病毒蛋白的 5％，NA 抗原性极易变异，具有亚型特异性。

根据病毒核蛋白和基质蛋白的抗原性不同，流感病毒共分 4 型，即甲、乙、丙、丁型流感病毒，又称 A、B、C、D 型流感病毒。其中甲型流感病毒抗原变异性最强，能感染所有年龄段人群，常引起世界性大流行；可感染禽类及其他动物，引起禽流感和猪流感。乙型流感病毒变异性较弱，在人体内循环并引起季节性流行，主要侵袭儿童，可引起局部暴发，最新数据显示，海豹也可被感染。丙型流感病毒抗原性比较稳定，可感染人类和猪，但感染后症状轻微。丁型流感病毒主要影响牛，是否导致人发病并不清楚。

乙、丙和丁型流感病毒的抗原很稳定，较少发生变异，但甲型流感病毒很容易变异，产生许多亚型。在核蛋白和基质蛋白的抗原性基础上，人们将甲型流感病毒进一步分为许多亚型。根据甲型流感病毒表面 HA 抗原性的不同可分为 18 个亚型，即 H1～H18，根据病毒表面糖蛋白 NA 抗原性的不同可分为 11 个亚型，即 N1～N11，两者可以随意组合，最多可组合成 198 种亚型的甲型流感病毒，在人类中传播并曾引起世界性大流行的主要甲型流感病毒有 H1N1 亚型、H2N2 亚型和 H3N2 亚型。B 型病毒虽无亚型，但根据 HA 的抗原性可分为 2 个系统，即 Victoria 系和 Yamagata 系，两个系统的氨基酸一致性至少达到 88.5%。

由于流感病毒的基因组是分节段性，故易与同型不同株间的其他流感病毒发生基因重组，特别是与禽类或其他动物的流感病毒核酸节段的重排。其次流感病毒 RNA 聚合酶在复制过程中不具有校正功能，其发生突变的频率要高于其他的 DNA 病毒。目前预防流感的发生，最好的办法就是注射流感疫苗。由于流感病毒的变异性和多样性，很难预测是什么类型的流感病毒在当年流行，所以预防流感变得非常困难。

2017 年冬天，感染人类的主要是甲型 H1N1 和 H3N2 亚型、乙型 Victoria 系和 Yamagata 系这四种病毒，占优势的病毒是乙型 Yamagata 系，恰好不在该年采用的流感疫苗范围内，所以疫苗对这个类型的病毒无效。

（二）流感病毒的变异

由于气候和环境的影响，流感病毒极易变异，除基因内部发生局部变异外，还因为核酸分节段，容易发生基因重组，流感病毒容易发生抗原性变异，可导致新亚型的形成。

根据流感病毒变异的程度，分为两种形式。一种是抗原漂移，一段时间内，在一个亚型内部的 HA 和 NA 分子抗原决定簇经常发生微小变化，HA 和 NA 可同时发生，也可以独立发生，HA 和 NA 氨基酸的变异性小于 1％，属于量变。尽管渐变不产生新的亚型，有些甚至只是很微小的变异，但抗原漂移产生的新病毒毒株不会被机体免疫系统识别，新的毒株被认为是先前毒株的异种变异类型，具有流行病学意义，可以造成流感的局部流行。因此人们想要获得免疫力，需要每年接种新的流感疫苗，但又不知道新病毒毒株的抗原性，人类无法造出新的疫苗，也就无从预防。

另一种变异方式叫作抗原转变。流感病毒容易发生抗原性变异，HA 和 NA 氨基酸的变异性达到 20％～50％，属质变，抗原转变导致流感病毒的大变异，产生了新的亚型，如 H1N1→H2N2、H2N2→H3N2。这种变异可以通过点突变积累形成，也可以通过基因重排引起，如果是点突变积累引起，一般经过 30 年左右才会出现新的亚型；如果是基因重排引起，则只需 10 年就会出现新的亚型。当发生抗原转变时，多数人对新病毒没有抵抗力。虽然大多数情况下抗原漂移是流感病毒变异的主要方式，但是偶尔也会发生流感病毒抗原转变。新的亚型可使病毒能够轻易地躲过宿主的免疫系统，造成新的流感大流行。

1997 年，我国出现禽流感病毒 H5N1 传染给人。2009 年，墨西哥暴发了由甲型 H1N1 流感病毒感染引起的新疫情，是由猪传染给人的，因为从基因序列看，新病毒与已知的猪流感病毒非常接近，同源性在 90% 以上，应该属于猪流感病毒，后来经过测定，该毒株包含有猪流感、禽流感和人流感三种流感病毒的 8 个基因片段，有 5 个片段是猪流感病毒的，2 个片段来源于禽类，1 个片段来源于人类。2013 年，我国出现禽流感病毒 H7N9 传染给人，其死亡率明显高于季节性流感。

流感病毒每隔十几年发生一次大变异。曾经有 3 次导致世界性的流感病毒大流行，新旧亚型之间有明显的交替现象，新的亚型出现并流行后，旧的亚型就不再被分离到。

三、消灭流感病毒的方式

流感病毒不耐热，100℃ 1 min 或 56℃ 30 min 可灭活，对常用消毒剂敏感（1% 甲醛、过氧乙酸、含氯消毒剂等），

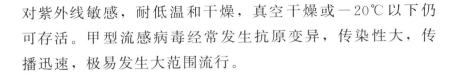

对紫外线敏感，耐低温和干燥，真空干燥或－20℃以下仍可存活。甲型流感病毒经常发生抗原变异，传染性大，传播迅速，极易发生大范围流行。

第二节 流感的鉴别与治疗

一、流感与普通感冒的区别

在日常生活中，很多人都无法区分普通感冒和流感，认为它们是同一种疾病。其实流感和普通感冒还是存在明显差别的，如果没有区分开来并正确治疗，就容易导致疾病继续发展，甚至出现病情加重的情况。那么，应该如何区分流感和普通感冒呢？

（一）严重程度不同

普通感冒早期的病人会出现打喷嚏、流鼻涕、咽喉干痒、灼热等情况，不会出现发热和全身不良症状。而流感在发展过程中，由于病人受病毒的影响，容易出现头痛、高热等症状，相比普通感冒症状较严重。

（二）发病速度不同

流感发病比较迅速，短时间内就会有多种不良反应出现。而普通感冒的起病速度比较缓慢，病人最开始会感觉到咽喉有不适感，没有其他多种不良症状，随着病情的发展会慢慢出现其他不良反应。相比流感来说，普通感冒起

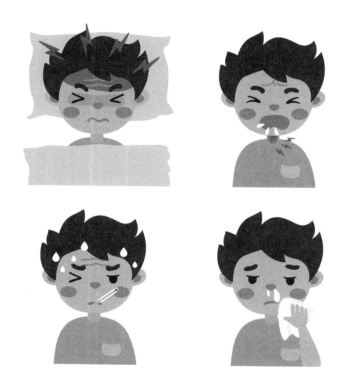

病速度要缓慢许多。

（三）传染性不同

流感传染性比较强，具备聚集性。因此，幼儿园、学校、家庭中都比较容易暴发流感。普通感冒传染性比较弱，不容易出现暴发性传染的情况。

（四）治疗难度不同

如果普通感冒没有合并细菌感染，一般 5～7 d 就会痊愈，抵抗力较强的人可能患病之后不需要治疗都会自行痊

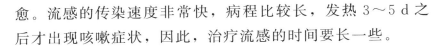

愈。流感的传染速度非常快，病程比较长，发热 3～5 d 之后才出现咳嗽症状，因此，治疗流感的时间要长一些。

(五) 治疗方法不同

普通感冒和流感的治疗方法不一样，在治疗过程中使用的药物类型也有所不同。流感主要是流行性病毒入侵身体引发的症状，治疗过程中应该消除细菌感染，同时抑制病毒，才能达到控制流感的目的。而普通感冒可以通过保暖、多补充水分、摄取维生素等方式提高抵抗力，抵抗力增强之后，感冒症状也会很快好转。

二、新型冠状病毒肺炎与流感的区别

自 2020 年暴发新型冠状病毒肺炎（简称新冠肺炎）以来，新冠肺炎疫情迅速蔓延至全世界多个国家，牵动着全世界人民的心。各国公共医疗机构向世界卫生组织上报的流感病例已经下降到微不足道的水平。流行病学家认为其原因是为防止新型冠状病毒传播而采取的公共卫生措施阻止了流感病毒。流感病毒的传播方式与新型冠状病毒大致相同，但前者在宿主之间的传播效果较差。

新型冠状病毒肺炎，顾名思义是由新型冠状病毒引起的呼吸道感染性疾病。新型冠状病毒是一种全新的病毒，它进入人体后通过自身的 S-蛋白与人的呼吸道上皮细胞 ACE2 受体结合，损伤肺泡上皮细胞。新型冠状病毒示意图见图 1-1。

流感与新型冠状病毒肺炎的致病原不同，但是这两种

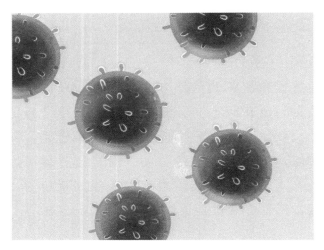

图 1-1　新型冠状病毒示意图

疾病引起的症状却比较相似，均表现为发热、乏力等。值得注意的是，流感症状常常突然出现，高热（＞39℃）起病，常伴有咽痛、肌肉酸痛，而新冠肺炎病人早期可能不发热或低热，多数会伴有呼吸困难等下呼吸道症状。二者主要依靠流行病学史（之前接触过哪类病人）以及核酸检测进行鉴别。

三、如何避免感染

新冠肺炎和流感都主要经飞沫和接触传播，因此在日常生活中我们应该做到：①去往人多的地方时佩戴口罩，可以有效阻断飞沫传播（图 1-2）；②注意手卫生，手是接触传播的"媒介"，经常用洗手液或者消毒液洗手，可以有效避免病毒经过双手接触口腔、鼻腔进入体内（图 1-3）；③接种流感疫苗是预防流感病毒感染最有效的措施；④保证充足的睡眠和营养、保持愉快的心情有助于提高自身免疫力。

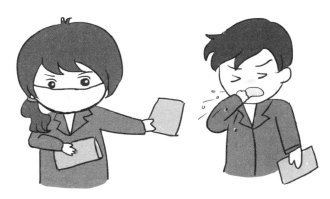

图 1-2　飞沫传播示意图

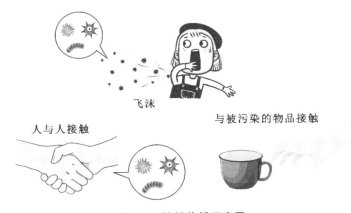

飞沫

与被污染的物品接触

人与人接触

图 1-3　接触传播示意图

四、新冠肺炎与季节性流感的区别

新冠肺炎与季节性流感存在四大不同。

第一，现有数据显示，新冠病毒的传播效率低于季节性流感。无症状感染者是流感病毒的主要传播者，而新冠病毒并非如此。

第二，与季节性流感相比，新冠病毒引发的疾病更严重。全球新冠肺炎导致的病亡率约为3.4%，而季节性流感的病亡率通常远低于1%。全球大多数人已经具备对季节性流感病毒毒株的免疫力，而新冠病毒是一种新病毒，这意味着新冠肺炎的易感人群更多，有些人会出现重症。

第三，新冠疫苗已经广泛使用，取得了较好的预防效果。

第四，流感不可控，但新冠肺炎疫情可以得到控制。一般不会针对季节性流感进行接触者追踪，但各国应追踪新冠肺炎病人的密切接触者，这样可以阻止传播并挽救生命。

五、普通感冒的治疗

普通感冒起病较缓慢，常以鼻咽部发干、打喷嚏为首发症状，随后出现流涕、鼻塞、咳嗽、咽痛等上呼吸道症状，一般不发热，即使出现发热，体温也往往不超过39℃。普通感冒的上呼吸道症状如咳嗽、咽痛等比较明显，而全身症状如头痛、全身酸痛、畏寒、发热等较轻。

　　普通感冒通常有自限性，也就是说，人体可以通过自身的免疫调节自行痊愈，因此，无严重症状者可不用服药，仅在感冒初起时，多喝水、多休息，及时排出病毒释放的毒素，提高自身免疫力即可。对于追求快速治愈感冒的人，可在感冒初期，刚刚出现打喷嚏、鼻塞、流涕等症状时，选择适当的药物解除感冒症状。

　　至于选择什么类型的感冒药，应该根据自己的症状来决定。

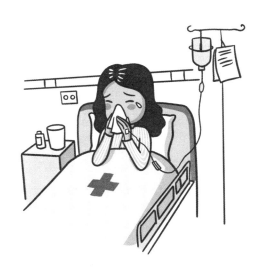

（一）西药

　　治疗感冒的西药品种繁多，但按作用机制分类，主要分为抗过敏药、减轻鼻黏膜充血药、解热镇痛药、镇咳药、抗病毒药五类。

　　（1）抗过敏药：可缓解打喷嚏、鼻塞、流鼻涕的症状，同时具有轻微的镇静作用，例如氯苯那敏（扑尔敏）和苯海拉明等。

（2）减轻鼻黏膜充血药：选择性地收缩鼻黏膜的血管，减轻鼻塞症状，使鼻涕减少，例如伪麻黄碱。

（3）解热镇痛药：可以退热，缓解头痛、关节及全身肌肉酸痛等症状，例如阿司匹林、对乙酰氨基酚、双氯芬酸等。

（4）镇咳药：可以抑制咳嗽中枢而起到止咳作用，例如右美沙芬。

（5）抗病毒药：可以抑制病毒合成核酸和蛋白质，并抑制病毒从细胞中释放，减轻病毒感染的严重程度，常用的抗病毒药有利巴韦林、阿昔洛韦、金刚烷胺等。泰诺、日夜百服宁、快克等非处方药可以同时对付多种感冒症状，减轻多种症状引起的不适。需要注意的是，不要将几种感冒药一起服用，因为很多感冒药都含有相同的成分，联合服用可能导致某种成分过量，也不要擅自加大服用的剂量，这样都容易造成药物中毒。感冒药服用时间不宜过长，退热药连续应用不应超过 3 d，镇痛药不能超过 5 d。

（二）中药

据中医辨证施治原则，将感冒分为风寒感冒、风热感冒、表里两感、胃肠型与暑湿型感冒。

（1）风寒感冒：症状为发热轻、恶寒重、头痛、咽喉发痒、周身不适、咳嗽吐稀白痰、鼻塞或流清涕、无汗、舌苔薄白、脉浮紧或浮缓等。应选用辛温解表药如荆防败毒散、通宣理肺丸、麻黄止嗽丸、正柴胡饮颗粒、参苏理肺丸。用法照说明书或遵医嘱用。

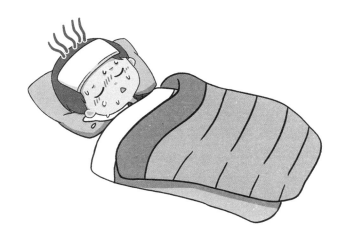

（2）风热感冒：症状为发热重、恶寒轻、头胀痛、咽喉肿痛、口微渴、少汗出、咳嗽吐黄痰、舌苔薄白或微黄、舌尖红赤、脉浮数等。应选用辛凉解表药，如桑菊感冒片、银翘解毒片、羚翘解毒片、双黄连口服液等。按照说明书服用。

（3）表里两感（风寒和风热混合型感冒）：症状为高热、恶寒、头痛眩晕、四肢酸痛、咽喉肿痛、大便干燥、小便发黄、舌苔薄黄、舌尖红赤。应选用表里双解、解表治里的药物，如防风通圣丸（散）、重感灵片、重感片等。

（4）胃肠型与暑湿型感冒：症状为恶寒发热、热度不高、恶心呕吐、腹痛泻下，或头重头痛、无汗，或四肢倦怠、苔白、脉浮等。应选用藿香正气水、藿香散等。若以咳嗽、流涕为主，伴低热、周身酸痛的感冒初起时，应选感冒清热冲剂；咳嗽偏轻、白痰，首选急支糖浆；咳嗽偏重、有痰、色黄，流涕轻，不热，症状已有几日，可选羚羊清肺颗粒；感冒初起，发热38℃以上，选用羚翘解毒颗粒；咽痛轻者，可用西羚解毒胶囊或感冒清热冲剂加板蓝根；咽痛重伴口干、口渴、喜凉、低热、大便干，应用感冒清热冲剂加牛黄上清丸；久咳痰少，口干舌燥，体质偏弱者，宜用川贝类咳嗽糖浆，反之痰多，体质强壮有上火表现者不宜用，以免加重病情。当痰多、咳重伴胸闷时，就应及时就医，不能再服任何止咳糖浆了。

（三）验方食疗

（1）葱白香菜汤：葱须、香菜根、白菜头各适量，煎水代茶饮，趁热服用出汗。

（2）姜糖饮：生姜 6 g，红糖 10 g，将生姜洗净切丝，放入水杯内，以开水冲泡。加盖浸泡 5 min，再调入红糖，应有足够滋味，趁热服用。服后盖被出汗。

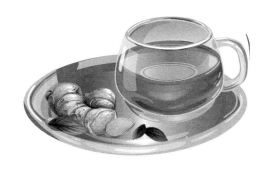

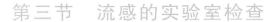

第三节　流感的实验室检查

流感出现时，若实验室在第一时间确诊病原体，对于病人的及时救治、有效防控措施的制订等都是至关重要的。目前，全新分子生物学技术在此领域的应用使新病原诊断的周期不断缩短，灵敏度和准确性也不断提高。

该流程包括 3 个步骤：流感病毒诊断、甲型流感病毒分型和新型流感病毒鉴定（图 1-4）。

1. 血常规

急性期外周血白细胞计数减少，淋巴细胞计数相对增加，嗜酸性粒细胞可消失，合并细菌感染时，白细胞计数和中性粒细胞比例增高。

2. 病毒抗原检测

取病人鼻咽部黏膜上皮细胞涂片，可发现柱状纤毛上皮细胞坏死及胞浆内嗜酸性包涵体。免疫荧光或酶标记法染色检查脱落细胞内的病毒抗原，灵敏度高。单克隆抗体可鉴别甲、乙、丙型流感。

3. 血清学检查抗体

取病人急性期（发病 5d 内）血清和恢复期血清（病程 2～4 周），在相同条件下做血凝抑制（hemagglutination inhibition，HI）试验可作为流感病毒感染的辅助诊断，但是诊断的灵敏性和特异性较差，不适宜快速诊断流感病毒。

取急性期及患病后 3～4 周的双份血清，采用血凝抑制

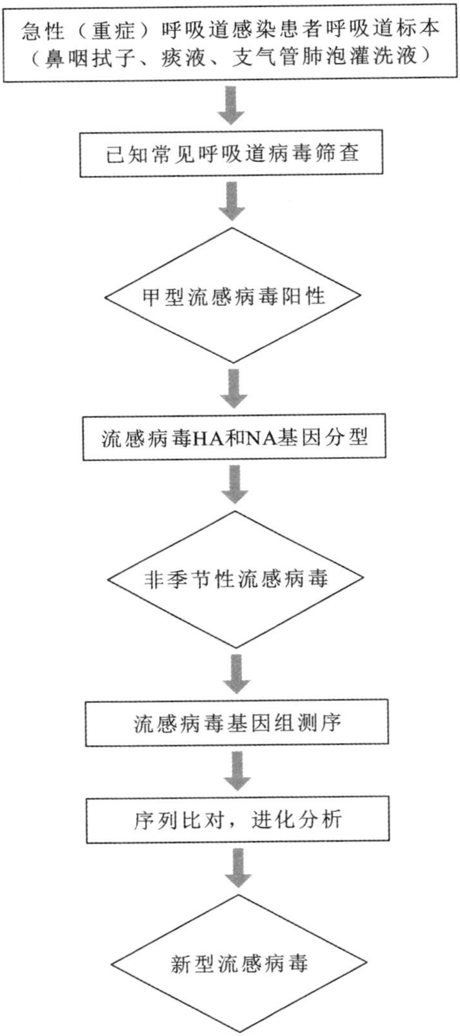

急性（重症）呼吸道感染患者呼吸道标本
（鼻咽拭子、痰液、支气管肺泡灌洗液）

↓

已知常见呼吸道病毒筛查

↓

甲型流感病毒阳性

↓

流感病毒HA和NA基因分型

↓

非季节性流感病毒

↓

流感病毒基因组测序

↓

序列比对，进化分析

↓

新型流感病毒

图 1-4　新型流感病毒实验室快速鉴定流程

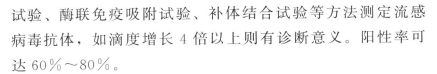

试验、酶联免疫吸附试验、补体结合试验等方法测定流感病毒抗体，如滴度增长 4 倍以上则有诊断意义。阳性率可达 60%～80%。

4. PCR 检测流感病毒基因

PCR 技术可直接从病人呼吸道标本中检出流感病毒基因，比病毒培养法敏感、迅速。流感病毒培养分离是诊断流感的金标准。

1）核酸检测。流感病毒与鼻病毒、呼吸道合胞病毒和腺病毒等 10 多种病原体引发的呼吸道感染临床症状极为相似且流行季节重叠。因此，对急性呼吸道感染病人的临床标本（鼻咽拭子、痰液、支气管肺泡灌洗液）需要进行流感病毒和其他已知常见呼吸道病原体初步筛查。筛查采用分子检测方法，以不同病毒基因各自高度保守序列为靶序列，设计一系列引物和探针，各个单重 PCR 扩增产物通过片段大小或荧光信号筛查阳性标本。

以 Luminex 和 Perkin Elmer 公司分别研发的"液相悬浮芯片"、Bio Fire 公司研发的 Film Array 等为代表的高通量病原体核酸检测技术，采用了多重 PCR 或多重实时荧光 PCR 扩增病毒核酸，再结合下游不同杂交技术的策略。与传统单个病原体特异性 PCR 相比，这些技术一次可同时检测 10 多种甚至几十种病原，为及时快速地筛查鉴定病原体提供了有效的手段，但是检测成本较高和配套设备复杂、昂贵等因素限制了这些技术在临床应用上的推广。

2）病毒分离与鉴定。流感病毒确诊的金标准是毒株分离培养。流感病毒分离培养采用鸡胚或猴胚肾细胞（MDCK 细胞）接种临床呼吸道标本，3～4d 后取鸡胚囊液或细胞上清液做血凝实验或实时荧光定量 PCR 检测确定阳性结果。该方法操作要求高且耗时久，不适用于流感病毒的快速诊断。

对于新病原鉴定，一个 HTS 平台最重要的技术指标是：①模板 DNA 最低起始量；②测序时间和成本；③测序通量；④测序读长。

第四节 流感病毒和细菌共感染

自 20 世纪以来，全球每年仍有 25 万～50 万人死于流感病毒感染，其中约 2 万人因并发细菌性肺炎而死亡。目前研究表明，能与流感病毒发生共感染的细菌至少有 12 种，最为常见的包括金黄色葡萄球菌（简称金葡菌）、肺炎链球菌和流感嗜血杆菌，其中流感病毒与金葡菌共感染的死亡率最高。金葡菌隶属于葡萄球菌属，有"嗜肉菌"的别称，是革兰阳性菌的代表。特别是近年来社区获得性耐甲氧西林金黄色葡萄球菌的出现而引起了更加广泛的关注，也随即引发了针对流感病毒与细菌共感染致病机制研究的热潮。分析其死亡原因，流感病毒首先侵入，继发细菌感染是致死的重要原因。

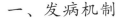

一、发病机制

流感病毒可以借助空气迅速传播，引起呼吸道感染，导致免疫缺陷的病人患上严重的并发症，如肺炎或急性呼吸衰竭等。流感病毒感染可表现为自限性，也可导致严重疾病，如继发细菌性肺炎，甚至死亡。流感病毒可在支气管树的上皮细胞复制，导致气管炎、支气管炎、细支气管炎、弥漫性肺泡损伤、肺水肿和肺出血。流感病毒感染继发细菌性肺炎，出现急性呼吸窘迫的机制涉及多方面因素，包括病毒、细菌、宿主等。

二、细菌因素

流感病毒和细菌共感染时，最初的流感病毒感染通过抑制 Th17 通路，削弱巨噬细胞功能，导致后续严重的继发性细菌感染。但也有研究表明，流感病毒和细菌共感染期间细菌病原的直接作用，细菌的黏附和凋亡导致肺泡Ⅰ型和Ⅱ型上皮细胞重建所必需的基底上皮细胞丢失，肺损伤修复能力降低。另外，流感病毒和细菌共感染期间，合并的细菌病原种类、数量、毒力、耐药性均不同，导致共感染的结局不同。

三、宿主因素

不同宿主遭受流感病毒和细菌共感染后结局不同，与宿主自身条件亦有关。宿主的年龄及是否有潜在呼吸道和心血管疾病、糖尿病、免疫缺陷病及是否妊娠等，均会影响共感染结局。免疫功能不全病人受流感病毒感染后，即使接受抗病毒药物（如 NA 抑制剂）治疗，也会出现体内排毒时间延长，并可迅速出现严重并发症和肺部影像学异常。此外，遗传易感性也在流感病毒和细菌共感染中发挥作用。干扰素诱导的跨膜蛋白 3（interferon-inducible trans-membrane 3，IFITM3）基因多态性与 2009 年流感大流行期间住院病人疾病严重程度有关。H7N9 流感病人 IFITM3 C/C 基因型与临床结果的严重性有关，表现为迅速进展至急性呼吸窘迫综合征及更高的病毒载量、高细胞因子、高趋化因子水平以及高死亡率。

四、常见细菌病原

肺炎链球菌是 1918－1968 年流感大流行期间最主要的细菌病原。而金黄色葡萄球菌占 1957 年流感大流行期间死亡病例的 44％的细菌病原。2009 年流感大流行期间，65 岁以下死亡病例大多继发化脓性链球菌、流感嗜血杆菌等感染。Martin Loeches 等收集了 2009－2015 年（包含 2009 年、2010 年、2014 年、2015 年共 4 次流行）重症监护病房的 2 901 例病例，对其进行细菌、病毒检测，结果发现肺炎链球菌比例有所减少，而金黄色葡萄球菌、流感嗜血杆菌比例增加，尤其注意到了耐甲氧西林金黄色葡萄球菌的出现，以及感染金黄色葡萄球菌、铜绿假单胞菌、曲霉菌和显著升高的死亡率相关。总之，在历次流感大流行中，共

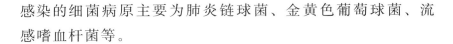

感染的细菌病原主要为肺炎链球菌、金黄色葡萄球菌、流感嗜血杆菌等。

五、诊断

流感的诊断主要结合流行病学史、临床表现和病原学检查。若流感样病例伴有下呼吸道感染症状、肺炎症状（咳嗽、呼吸困难、呼吸急促及缺氧）或出现脓毒症表现，可诊断为混合感染。在影像学表现上，病毒性肺炎肺部多表现为间质渗出性改变，而细菌性肺炎肺部多表现为肺泡渗出性改变。当然，临床上病毒、细菌单一或混合感染都可以出现任何胸部影像学改变。

共感染中流感病毒的检测方法主要包括快速抗原检测技术、血清学诊断、病毒核酸检测、病毒分离培养等。病毒分离培养是病毒检测的金标准，但培养周期较长，检测环节较多，操作不易标准化，对人员技术要求较高，不适合临床广泛开展。快速抗原检测技术包括直接或间接免疫荧光法、放射免疫法、酶联免疫法、胶体金免疫分析、免疫层析法等。快速抗原检测技术特异性较高，阳性提示近期有该病毒感染，但灵敏度略低，需要采集到足够量的呼吸道上皮细胞，因此阴性也不能排除相关的病毒感染。当有临床症状时，须结合流感病毒核酸检测结果进行临床诊断。近年来，核酸诊断检测方法迅猛发展，包括传统的聚合酶链反应（PCR）及之后陆续问世的巢式 PCR、实时 PCR 和定量 PCR 等。核酸诊断技术特异性强、敏感、快速，可用于早期诊断，但由于潜在的残留污染和交叉污染，核酸检测存在假阳性的可能。此外，核酸检测阳性不能确定是否为有症状感染，要结合流行病学、临床特征及血清抗体等综合判断。血清学诊断主要是对病人血清中的抗体水平进行检测。急性期和恢复期血清抗体水平显著升高有较大临床价值，但血清抗体检测对流感病毒早期诊断价值有限。

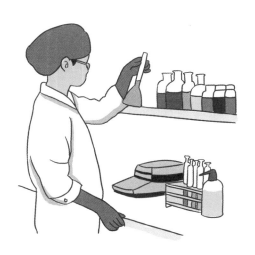

　　共感染中细菌的主要检测方法包括血培养，对痰、气管抽吸物、支气管肺泡灌洗液的微生物检测（包括涂片革兰染色和细菌培养）及肺炎链球菌、军团菌抗原检测等。新近核酸检测、基因芯片、全基因组测序等在细菌检测上已有应用。对疑似细菌共感染病例，至少应在血标本中找到败血症的依据。进行痰、气管抽吸物、支气管肺泡灌洗液微生物检测时，前期抗菌药物的使用加之标本采集、转运和处理等不当会导致培养假阴性，因此呼吸道标本培养阴性可能无法排除细菌共感染。肺炎链球菌抗原检测假阳性率较低，在一些情况下有助于临床医师诊断与治疗。通过核酸扩增可以在很多呼吸道样本中检测到病原微生物及鉴定耐药基因，在几个小时内得到检测结果，具有特异性高、灵敏度高、快速的优点，可实现早期、准确诊断，以便临床采取有效的早期干预和治疗措施。基因芯片可以一次检测多种病原微生物，不仅可进行病原微生物种、亚种、型的识别，同时可了解病原微生物的致病基因和耐药基因，以及寻找新的病原微生物。目前基因芯片主要用于科研，要从实验室研究推向临床应用还有一系列问题需要解决。全基因组测序是对感染性疾病病原体的大规模核酸分析，可提供极为丰富的信息，对于未知病原体的发现具有不可比拟的优势，是分子生物学诊断的研究热点。

六、治疗

目前世界卫生组织、美国国家疾病预防控制中心、英国国家卫生服务机构、中国疾病预防控制中心等机构推荐的流感治疗主要集中于使用抗病毒药物，包括神经氨酸酶抑制剂。对普通流感是否必须使用抗病毒药物治疗目前仍无统一意见。对重症流感，各国指南均指出须对其进行早期、有效的抗流感病毒治疗，以缓解症状、缩短病程、减少并发症及降低死亡率。我国《流行性感冒诊疗方案（2018年版）》指出，流感重症病例应以积极治疗原发病、防治并发症、进行有效的器官功能支持为治疗原则，建议重症流感高危人群及重症病人发病48h内给予抗流感病毒治疗，对发病时间超过48h而病情加重者也应及时进行抗病毒治疗。

在没有明显共感染的情况下，不推荐使用抗菌药物。一旦有共感染的证据，应尽早使用抗菌药物治疗。不合理使用抗菌药物对轻症或重症流感均无益处。给予轻症流感病人不必要的抗菌药物，会造成群体耐药率增加；而对于重症流感病人早期病毒感染阶段的过度广谱抗菌药物治疗，可导致后期多重耐药菌和真菌感染，从而造成极大的治疗困难。流感病人出现共感染证据时，应早期经验性使用可覆盖常见病原的抗菌药物，对重症流感后细菌性肺炎病人应使用覆盖革兰阴性菌的药物，对合并呼吸衰竭的流感病人应直接使用抗菌药物直至排除合并细菌感染的可能。对流感病毒和细菌共感染治疗，应强调抗病毒和抗菌药物联合治疗。一项安慰剂对照、双盲实验表明，奥司他韦治疗使流感合并下呼吸道感染病例的下呼吸道并发症发生率降低、抗生素使用减少及住院率降低。

流感仍是全球公共卫生问题。流感病毒和细菌共感染可增加肺炎的发病率和死亡率。流感病毒和细菌共感染发病机制复杂，涉及病毒、细菌、宿主多方面因素。共感染的常见细菌病原包括肺炎链球菌、金黄色葡萄球菌、流感嗜血杆菌等。认识流感病毒和细菌的相互作用机制，将有助于制定预防和治疗重症流感病例的有效措施。

第五节　儿童流行性感冒

流行性感冒是由流感病毒引起的急性呼吸道传染病，儿童是流感发病最重要的人群，儿童甲型流感的感染率是成人的 1.5～3 倍，流感流行季节，30％～40％的学龄前期及学龄期儿童会感染此病。同时，儿童也是重症流感的高危人群，在中重度流感患儿中约 1/3 会出现严重并发症，危重症流感死亡率可高达 30％～50％。因此，加强对儿童重症流感的全面认识，做到早诊断、早治疗、早预防，对降低危重病例的发病率和死亡率至关重要。因此，防治儿童流感具有重要的社会经济意义。

一、儿童甲型流感流行病学

儿童流感最主要和最直接的传染源是与其有密切接触的成人病人；年长儿和青少年既是流感的高发年龄组，又是流感重要的传染源。潜伏期末从病人呼吸道分泌物排出病毒，在发病 3d 内传染性最强，热退后和发病 1 周后大多不再排毒。携带病毒者可通过打喷嚏或咳嗽将病毒传播到空气中，易感者通过呼吸道吸入或通过直接接触受病毒污染的颗粒而致病。大量易感人群聚集可增加学龄前儿童和学龄儿童流感病毒感染的危险性，在种族和性别方面无易感性差别。在我国，儿童流感的流行在南北方存在差异，北方主要发生在冬季，而南方主要发生在 3—9 月。

二、儿童甲型流感的临床特点

（1）潜伏期和主要临床特征：儿童甲型流感的潜伏期为 1～3 d。主要临床特征是迅速出现发热、肌肉痛、头痛、咽喉疼痛和咳嗽，其临床症状一般在 1 周内缓解。

（2）并发症：儿童甲型流感会引起多种并发症甚至导致死亡。其并发症有：①中耳炎。6 岁以下流感患儿 20％可出现中耳炎。②病毒性肺炎。流感病毒是小儿肺炎病原学的主要组成部分，日龄偏大的新生儿也会发生流感病毒性肺炎。③心律失常。甲型流感病毒感染可引起新生儿和日龄较小的婴儿发生自限性心律失常。④肾脏损害。24.4％的甲型流感患儿发生肾脏损害。流感病毒感染后脓毒症、多器官功能损害、脱水、低血压、弥散性血管内凝血、横纹肌溶解等都是发生流感病毒性肾损害的危险因素，但患儿的肾脏组织内找不到流感 RNA 病毒，提示病毒不直接引起肾脏损害。⑤流感相关性神经病变。日本每年约 100 例儿童患流感相关性脑病，20％出现双侧丘脑坏死；日本北海道儿童流感病毒相关性脑病患儿 37.1％死亡，19.1％有神经系统后遗症。美国住院儿童甲型流感感染最常见的并发症是发热或无热惊厥，年幼儿童和患有神经或神经肌肉疾病是发生流感相关性脑病的危险因素，许多流感相关性脑病幸存患儿留下运动和智力异常。⑥急性肝炎和肝衰竭。甲型流感引起儿童急性肝炎和肝衰竭。⑦继发感染。甲型流感病毒感染可促使患儿继发细菌及真菌感染。⑧精神疾病。胎儿期感染流感病毒是成人期精神分裂症的一个危险因素。儿童重症流感病毒感染死亡率很高，达到33％，尤其是对伴有慢性基础病变的儿童。

三、儿童甲型流感的诊断

儿童甲型流感的诊断需要结合流行病接触史、临床表现与体征，最重要的依据是对甲型流感病毒病原本身及感染后产生的血清学抗体的检测来共同做出儿童甲型流感的诊断，目前已可进行甲型流感病毒及其亚型的检测及分型。

四、儿童重症及危重症流感的诊断标准

根据《儿童流感诊断与治疗专家共识（2015年版）》和《流行性感冒诊疗方案（2018年版修订版）》，引起儿童重症流感的高危因素包括：有基础病；年龄<5岁，尤其<2岁者；肥胖者。重症患儿病情发展迅速，可出现持续高热，呼吸困难，伴顽固性低氧血症，可快速进展为急性呼吸窘迫综合征（acute respiratory distress syndrome，ARDS）、脓毒性休克、心力衰竭、心脏停搏、急性肾损伤，甚至多脏器功能障碍。

确诊为流感的患儿，出现一种或一种以上下列情况者为重症患儿。

（1）神志改变，反应迟钝、嗜睡、烦躁、惊厥等。

（2）呼吸困难和（或）呼吸频率增快。

（3）严重呕吐、腹泻，出现脱水表现。

（4）出现少尿、无尿及急性肾损伤。

（5）低血压。

（6）动脉血氧分压降低或氧合指数（PaO_2/FiO_2）＜300 mmHg（1 mmHg＝0.133 kPa）。

（7）胸片显示双侧或多肺叶浸润影，或入院48h内肺部浸润影扩大≥50%。

（8）肌酸激酶（CK）、肌酸激酶同工酶（CK-MB）等酶的水平迅速增高。

（9）原有基础疾病明显加重，出现脏器功能不全或衰竭。出现以下情况之一者为危重病例：①呼吸衰竭；②急性坏死性脑病（acute necrotizing encephalopathy，ANE）；③脓毒性休克；④多脏器功能不全；⑤出现其他需进行监护治疗的严重临床情况。

五、儿童甲型流感的预防及治疗

目前认为儿童甲型流感的控制关键在于预防，已有针对甲型流感病毒多种亚型的免疫预防。但由于甲型流感病毒表面抗原的高度易变性，易感人群接种流感疫苗后虽然能产生免疫力，却对新的变异病毒无保护作用，这就导致即使接种了流感疫苗但仍然患流感的现象发生。对儿童来讲，预防接种活的流感重组疫苗较死疫苗能产生更长久的、效度更高的免疫保护反应，但对于某些免疫缺陷的患儿来说，用活疫苗接种存在着感染病毒的危险。这都限制了流感疫苗的有效应用价值。

　　至今尚无特效药治疗儿童甲型流感，目前抗流感病毒治疗的药物有离子通道 M2 阻滞剂（金刚乙胺、金刚烷胺）和神经氨酸酶抑制剂（奥司他韦、扎那米韦）等。M2 受体阻滞剂在治疗开始后24～48 h 即产生耐药；奥司他韦可以降低儿童流感相关性疾病发生的危险性，在儿童中使用该药物对流感的暴发有着重要的防治作用，但在临床症状出现之前使用该药才能更有效发挥其效用，且抗病毒药物对住院的流感患儿作用不大，此类都影响了此类药物的使用价值。此外，一些中药制剂是治疗流感病毒感染的补充方法。

　　目前虽然对儿童流感病因学、发病机制、预防和治疗等已经有了一些研究，但仍远未阐明其发病和免疫保护机制，需要和临床相结合，进行更深入的研究，为临床有效防治儿童甲型流感，研究其他病毒相关性疾病、自身免疫性疾病和炎症性疾病的防治新途径提供线索和依据。

第二章　人 禽 流 感

人禽流感是人类感染 H9N2、H5N1 和 H7 亚型禽流感病毒中的某些毒株后出现的一种急性呼吸道传染病。我国已将人感染高致病性禽流感列为乙类传染病。近年来，不断发生人感染禽流感病毒事件，通过了解禽流感研究进展，分析危害因素，对预防和控制禽流感具有重要的公共卫生意义。

第一节　禽流感病毒的结构

1878 年，Perroncito 首次报道了意大利鸡群暴发禽流感，当时称为"鸡瘟"，到 1955 年才证实"鸡瘟"病毒实际上就是 A 型禽流感病毒。禽流感是由正黏病毒科流感病毒属的 A 型流感病毒所引起的。

目前已分离到的禽流感病毒（avian influenza virus，AIV）有上千株。AIV 不稳定，可因抗原漂移而发生抗原性变化，从而易于产生致病性更强的生物变异株。当不同宿主感染一种以上的 AIV 时，病毒可在宿主细胞间发生遗传重组即抗原转变，这将导致来自不同型别的 AIV 的 HA 和 NA 基因重组而产生新的病毒型，即 AIV 有很大的变异性。

A 型流感病毒除有可能感染人外，还会感染许多其他种属的动物，如马、猪、禽类、海豹等，而 B 型则主要感染人，但 C 型又可从猪分离到。

AIV 粒子一般为球形，直径为 80～120 nm，但也常有同样直径的丝状形态，长短不一。病毒粒子表面有 10～12 nm 的密集钉状物或纤突覆盖，病毒囊膜内有螺旋形核衣壳。两种不同形状的表面钉状物是 HA（棒状三聚体）和 NA（蘑菇形四聚体），如图 2-1、图 2-2 所示。病毒基因组由 8 个负链的单链 RNA 片段组成。这 8 个片段编码 10 个病毒蛋白，其中 8 个是病毒粒子的组成成分（HA、NA、NP、M1、M2、PB1、PB2 和 PA），分子质量最小的 RNA 片段编码两个非结构蛋白，即 NS1 和 NS2。NS1 与胞浆包含体有关，但 NS1 和 NS2 的功能尚不清楚。

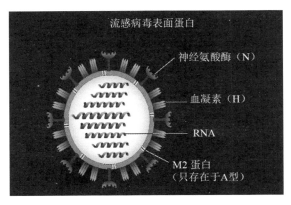

图 2-1　禽流感病毒结构模式图

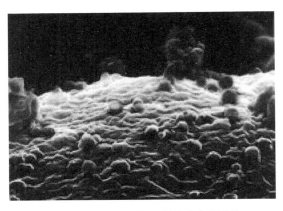

图 2-2　电子显微镜下禽流感病毒结构

现在已经获得了包括 H3、H5 和 H7 在内的禽亚型 HA 基因的全部序列，以及所有 14 个血凝素基因的部分序列。

流感病毒粒子由 0.8%～1.1% 的 RNA、70%～75% 的蛋白质、20%～24% 的脂质和 5%～8% 的碳水化合物组成。脂质位于病毒的膜内（图 2-3），大部分为磷脂，还有少量的胆固醇和糖脂。几种碳水化合物包括核糖（在 RNA 中）、半乳糖、甘露糖、墨角藻糖和氨基葡糖。在病毒粒子中主要以糖蛋白或糖脂的形式存在。病毒蛋白及潜在的糖基化位点是病毒基因组特异的，但病毒膜的糖蛋白或糖类链的脂质和碳水化合物链的成分是由宿主细胞决定的。

A 型流感病毒是囊膜病毒，对去污剂等脂溶剂的灭活性比较敏感。福尔马林、β-丙内酯、氧化剂、稀酸、乙醚、去氧胆酸钠、羟胺、十二烷基硫酸钠和铵离子能迅速破坏其传染性。禽流感病毒没有超常的稳定性，因此对病毒本

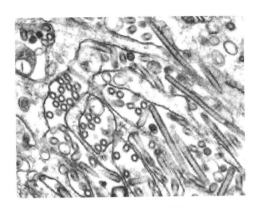

图 2-3　脂质位于病毒膜内

身的灭活并不困难。病毒可在加热、极端的 pH 值、非等渗和干燥的条件下失活。在野外条件下，流感病毒常从感染禽的鼻腔分泌物和粪便中排出，病毒受到这些有机物的保护，极大地增加了抗灭活的抵抗力。此外，流感病毒可以在自然环境中，特别是凉爽和潮湿的条件下存活很长时间。粪便中病毒的传染性在 4℃ 条件下可以保持 30～50 d，20℃时为 7 d。

禽流感病毒致病力的变化范围很大。流感病毒感染引发的疾病可能是不明显的或是温和的一过性的综合征，也可能是 100% 发病率和/或死亡率的疾病。疾病的症状可能表现在呼吸道、肠道或生殖系统，并随病毒种类、动物种别、龄期、并发感染、周围环境及宿主免疫状态的不同而不同。禽流感病毒的毒力主要取决于病毒粒子的复制速率和血凝素蛋白裂解位点附近的氨基酸组成。目前国际上一般根据静脉内接种致病指数（IVPI）来判定毒力，当 IVPI＞1.2 时，则认为是高致病力毒株。

第二节　禽流感病毒的实验室检查

一、标本收集

呼吸道病毒的诊断取决于高质量标本的采集，并将它们快速运送到实验室以及在进行实验室测试之前所采取的保存措施。在包含受感染的细胞和分泌物的标本中最易检测到病毒。用于直接病毒抗原或核酸检测的标本以及用于细胞培养分离病毒的标本最好在临床症状出现之后的 3 d 之内采集。

1. 标本的类型

很多标本适合上呼吸道病毒感染的诊断，如鼻拭子、鼻咽拭子、鼻咽呼气、洗鼻液、咽拭子。除了上呼吸道的拭子之外，对于临床表现有下呼吸道病毒感染的诊断可采用以下一些措施：经气管呼气、支气管灌洗、肺组织活检。用于实验室诊断高致病性 A/H5 型禽流感病毒的几种比较好的标本依次为：①鼻咽呼气；②急性期血清；③康复期血清。

2. 标本采集的过程所需要的器材

取痰或黏液器，酯纤维结构的涂药器，压舌板，塑料瓶，15 ml 的离心管，采样杯或器皿，移液管。

3. 病毒运送介质

1）用于收集咽拭子和鼻拭子的病毒运送介质。

2）洗鼻液容器、消毒的盐水（0.85％ NaCl）。

4. 标本收集的准备工作

鼻拭子或鼻咽拭子可入同一病毒运送介质中。在可能的情况下，以下信息可填入现场资料收集表中：病例的一般情况，标本的类型，所收集的资料，填写此表人的联系方式等。在此过程中应当一直采取标准防护措施，从病例体上采集标本时实行屏障式保护措施。

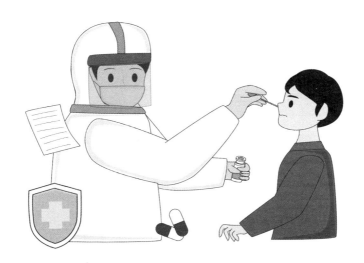

1）鼻拭子。用干的聚酯拭子插入鼻腔中，与上腭平行，并停留几秒钟，然后慢慢地旋转式抽出。用同一拭子采集两侧鼻腔的标本。拭子末端放入有 2～3 ml 的病毒运送介质的瓶中，并将剩余部分折断。

2）鼻咽拭子。用柔软的、带柄的聚酯拭子插入鼻腔中并至鼻咽部停留几秒钟，然后慢慢地旋转式抽出。用另外一拭子采集另一侧标本。拭子的末端放入含有 2～3 ml 的病毒运送介质的瓶中，并将剩余部分折断。

3）鼻咽呼气。鼻咽部的分泌物通过所连接的导管吸出到一个黏液收集器中，并产生真空。导管与上腭平行插入鼻腔中。产生真空后将导管慢慢地旋转式取出。另一鼻腔的黏液也用同一导管以同样的方式采集。两侧的鼻咽部的黏液收集完后，用 3 ml 的运送介质冲洗导管。

5. 用于诊断流感的血清标本的收集

急性期的血清标本（3～5 ml 全血）应当在临床症状出现后立刻采集，不能拖延至 7 d 之后。恢复期的血清标本应当在症状出现的 14 d 之后采集。病人临死前应当采集第二份标本。尽管单份的血清标本不能够在单个病例的诊断中提供结论性的证据，但是在症状出现后两周以上采集的标本，在中和测试中对禽流感抗体的检测是十分有用的。

6. 标本的保存

用于病毒分离的在病毒运送介质中的标本应当保存在 4℃ 环境中，并且及时地运送到实验室。如果标本能够在 2 d 内运送到实验室，它们就可以在 4℃ 下保存，否则的话应当在 −70℃ 或低于 −70℃ 下冷冻保存，直到它们运送到实验室为止。必须避免重复地冷冻和解冻，以防止传染性的损失。血清标本在 4℃ 时大约可保存 1 周，长于 1 周应当在 −20℃ 下冷冻保存。标本的采集和运送应当在装有冰或液

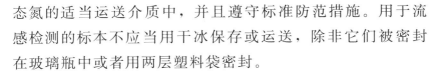

态氮的适当运送介质中，并且遵守标准防范措施。用于流感检测的标本不应当用干冰保存或运送，除非它们被密封在玻璃瓶中或者用两层塑料袋密封。

7. 病毒分离

将标本溶液制成 10％ 乳剂在 － 70℃ 环境中保存或 3 000 r/min离心 5 min，取上清液用 0.2～0.45 μm 的滤膜过滤除菌，取滤液 0.3 ml，尿囊腔接种 9～11 日龄无特定病原（SPF）鸡胚，每份样品至少接种 5 个鸡胚。经 37℃ 孵化 4 d（剔除接种后 24 h 内死亡鸡胚），置于 4℃ 6～12 h 杀死鸡胚，吸取尿囊液，同时采取绒毛尿囊膜。尿囊液中若含有 AIV 时，HA 试验呈阳性。若初代尿囊液 HA 试验呈阴性，需再传一代，取尿囊液 1∶10 稀释接种 0.3 ml/胚，再呈阴性则判断为 AIV 感染阴性反应；若呈阳性，用 ND 抗血清进行 HI（血凝抑制）试验，若呈阴性反应，需再结合血清学诊断可初步判定为 AIV 感染。

二、血清学诊断

利用 AGP、ELISA 方法可检测 A 型流感病毒的特异性抗体或抗原，已鉴定的标准 AIV 制备的抗原可用于检测可疑鸡群的血清抗体（此步骤可在病毒分离前进行）。将上述病毒分离时采用的鸡胚尿囊膜用 PBS（pH 值＝7.2）洗净，排尽囊中液体，研磨乳剂，反复冻融 3 次，3 000 r/min 离心 10 min，取上清液，用终浓度 0.1％ 的福尔马林在 37℃ 36 h 灭活，即可用作 AGP 抗原（3 个膜可制作约 1 ml 抗原）。用已知的标准抗血清与其进行 AGP 试验，鉴定分离病毒。

三、病毒定型及定性

确定亚型需用已定型（H1～H5、N1～N9）的一系列单特异性抗血清做 HI 试验，因此应交专门机构进行。

高致病性禽流感病毒（HPAIV）的判定标准：取 1∶10 稀释的感染尿囊液 0.2 ml 静脉接种 8 只 4～8 周龄 SPF 鸡，隔离饲养 10 d 内死亡 6 只或 6 只以上（致死率 75% 以上）。

此外，也可测定脑内接种致死指数（ICPI）来判定致病性，出雏 40 h SPF 初生雏 10 只，脑内接种 10 个病毒，7 d 内观察记录死亡情况，测定 ICPI 值，在 1.5～2.0 者可判定为 HPAIV 感染。

四、基因诊断

利用基因扩增技术直接检出病毒的基因，此方法较常规的病毒分离法速度快，特异性高，而且可克服因野外取材混有其他病毒造成的误诊。一旦经病毒分离、血清学试验初步诊断为 AI 时，应立即报告国家有关医学机构，并将分离的病毒或采集的病例报国家指定的机构进行确诊和定位。诊断过程中应严格执行防污染、防扩散的操作程序。

第三节 禽流感的传播

许多国家和地区都有发生过禽流感，给养禽业造成了巨大的经济损失。这种禽流感病毒主要引起禽类的全身性或者呼吸系统疾病，鸡、鸭、鹌鹑、野鸟、海鸟等均可感染，发病情况从急性败血性死亡到无症状带毒等各有不同，主要取决于带病体的抵抗力及其感染病毒的类型及毒力。

禽流感病毒不同于 SARS 病毒，禽流感病毒只能通过禽传染人，不能通过人传染人。感染人的禽流感病毒 H5N1 是一种变异的新病毒，并非在鸡、鸭、鸟中流行了几十年的禽流感病毒 H5N2，所以无须谈禽流感色变。目前没有发现吃鸡造成禽流感病毒 H5N1 传染人的，都是人和鸡的密切接触造成的感染。

一、传播途径

禽流感病毒可以通过消化道、呼吸道、皮肤损伤和眼结膜等多种途径传播。

流感病毒有 3 个抗原性不同的型，所有的禽流感病毒都是 A 型。A 型流感病毒也见于人、马、猪，偶可见于水貂、海豹和鲸等其他哺乳动物及多种禽类。

流行性感冒的传染源一般分为 3 种，即甲型、乙型和丙型。乙型和丙型流行性感冒一般只在人群中传播，很少传播到动物之间。甲型流行性感冒大部分都是禽流感。

禽流感主要在鸟类中间传播，偶可感染至人，其临床表现与人类流行性感冒相似，但人禽流感症状重、并发症多、死亡率高，疫苗接种无效，与普通流感有一定区别。

除禽流感以外，常见的流感还有人流感、马流感和猪流感等。禽流感和人流感与人类健康的关系非常密切。由于猪与人的种间差异较小，禽流感病毒可以在中间宿主（猪）体内与人流感病毒杂交，并产生能感染人的新的流感病毒。

严重急性呼吸综合征（简称非典）是由一种新的冠状病毒引起的呼吸道传染病。冠状病毒属于冠状病毒科，而禽流感病毒属于正黏病毒科，二者是完全不同的两种病毒。一般来说，非典病人的临床表现和禽流感的早期表现很相似，如发热、干咳、少痰、乏力、头痛和全身酸痛等。所以，要注意与"非典"的区分，最为可靠的区分方法是实验室检测。

二、禽流感与人类的关系

人类感染禽流感病毒的概率很小，主要是由于 3 个方面的因素阻止了禽流感病毒对人类的侵袭。第一，禽流感病毒不容易被人体细胞识别并结合；第二，所有能在人群中传播的流感病毒，其基因组必须含有几个人流感病毒的基因片断，而禽流感病毒没有；第三，高致病性的禽流感病毒由于含碱性氨基酸数目较多，使其在人体内的复制比较困难。

从动物进化的观点来看，禽流感病毒出现的时间比人流感病毒早，因此，不少学者都认为人类流感病毒是由禽流感病毒进化而来的。目前有学者认为，造成人间大流行的甲型流感病毒新亚型毒株，是直接或间接由人流感病毒与禽流感病毒基因重组演变而来的。

H5N1型禽流感病毒是人与动物共患的流感病原体，容易引起世界性大流行。由于病毒多变异，易导致甲型流感反复发生，难以彻底根除。

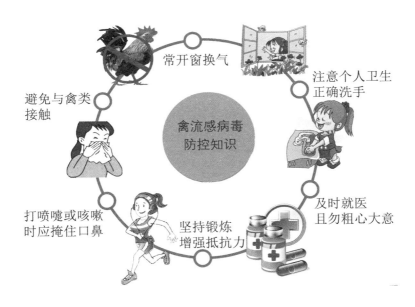

三、流感病毒的特异性抵抗力

流感病毒会随外界环境刺激（药物刺激、射线刺激等）及简单的基因结构不断发生变异，使其能逃脱动物产生的特异性抵抗力。人们为了预防禽流感也研制出了各种疫苗。但机体在产生特异性抗体后，病毒因发生变异，逃脱了机体的扑杀，这样原有的抗体即失去作用，病毒就可使动物重新发病。因此就目前的防疫技术和手段而言，禽流感病毒是消灭不了的。

病毒吸附在细胞表面含唾液酸的糖蛋白受体上，然后通过受体介导的细胞内吞作用进入细胞。这包括暴露于细胞核内的低 pH 值导致 HA 的构象改变，介导膜融合。这样，核衣壳便进入胞浆并移向胞核。流感病毒利用独特的机制转录。启动转录时，病毒的核酸内切酶从宿主细胞的 mRNA 上切下 5′帽子结构，并以此作为病毒转录酶进行转录的引物，产生 6 个单顺子的 mRNA，并转译成 HA、NA、NP 和 3 种聚合酶（PB1、PB2 和 PA）。NS 和 M 基因的 mRNA 进行拼接，每一个产生出两个 mRNA，依不同阅读框架进行转译，产生 NS1、NS2、M1 和 M2 蛋白。HA 和 NA 在粗面内质网内糖基化，在高尔基体内修饰，然后转运到表面，植入细胞膜中，HA 需要宿主细胞蛋白酶将其裂解成 HA1 和 HA2，但两者仍以二硫键相连，这种裂解可生成传染性病毒，并以出芽方式从质膜排出细胞。

四、病毒变异

禽流感病毒抗原性变异的频率很高，且主要以两种方式进行：抗原漂移和抗原转变。抗原漂移可引起 HA 和/或 NA 的次要抗原变化，而抗原转变可引起 HA 和/或 NA 的主要抗原变化。

抗原漂移：抗原漂移是由编码 HA 和/或 NA 蛋白的基因发生点突变引起的，是在免疫群体中筛选变异体的反应，它可引起致病性更强的病毒出现。

抗原转变：抗原转变是当细胞感染两种不同的禽流感病毒时，病毒基因组的片段特性允许发生片段重组，从而引起突变。它有可能产生 256 种遗传学上毒力各异的子代病毒。

第四节　人禽流感的治疗

一、隔离治疗

对疑似和确诊病人应进行隔离治疗。

二、对症治疗

可应用解热药、缓解鼻黏膜充血药、止咳祛痰药等。儿童忌用阿司匹林或含阿司匹林以及其他水杨酸制剂的药物，以免引起儿童 Reye 综合征。

三、抗流感病毒治疗

应在发病 48 h 内使用抗流感病毒药物。

1. 神经氨酸酶抑制剂

奥司他韦为新型抗流感病毒药物，研究表明其对禽流感病毒 H5N1 和 H9N2 有抑制作用，成人剂量每日 150 mg，儿童剂量每日 3 mg/kg，分 2 次口服，疗程 5 d。

2. 离子通道 M2 阻滞剂

金刚烷胺和金刚乙胺可抑制禽流感病毒毒株的复制，早期应用可阻止病情发展，减轻病情，改善预后。成人剂量每日 100～200 mg，儿童每日 5 mg/kg，分 2 次口服，疗程 5 d。治疗过程中应注意中枢神经系统和胃肠道副作用，肾功能受损者酌减剂量，有癫痫病史者忌用。

四、中成药治疗

应当辨证使用中成药，可与中药汤剂综合应用。

1. 退热类

适用于发热期、喘憋期发热，可根据其药物组成、功能主治选用，如瓜霜退热灵胶囊、紫雪颗粒、新雪颗粒等。

2. 清热解毒类

口服剂可选用清开灵口服液（胶囊）、双黄连口服液、清热解毒口服液（颗粒）、银黄颗粒、板蓝根冲剂、抗病毒胶囊（口服液）、藿香正气丸（胶囊）、葛根芩连丸、羚羊清肺丸、蛇胆川贝口服液等，注射剂可选用清开灵注射剂、鱼腥草注射剂、双黄连粉针剂。

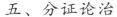

五、分证论治

(一)邪犯肺表

症状：初起发热，恶风或有恶寒，流涕、鼻塞、咳嗽、咽痛、头痛、全身不适、口干，舌苔白或黄，脉浮数。

治法：清热解毒，宣肺解表。

基本方及参考剂量：桑叶 30 g（先煎），荆芥 15 g，菊花 15 g，杏仁 10 g，连翘 15 g，生石膏 30 g，知母 15 g，大青叶 10 g，薄荷 6 g（后下）。

(二)邪犯胃肠

症状：发热，恶风或有恶寒，恶心或有呕吐，腹痛，腹泻，稀水样便；舌苔白腻或黄，脉滑数。

治法：清热解毒，化湿和中。

基本方及参考剂量：葛根 15 g，黄芩 15 g，黄连 10 g，木香 6 g，砂仁 3 g（后下），制半夏 9 g，藿香 10 g，柴胡 15 g，苍术 10 g，茯苓 10 g，马齿苋 30 g。

上述两种证候随症加减：

若病人出现胸闷、气短、口干甚者，可加党参、沙参；若咳痰不利，加天竺黄；若肺实变，加丹参、薏米、葶苈子。

若病人出现喘憋、气促、神昏谵语、汗出肢冷、口唇发绀、舌暗红少津、脉细微欲绝，去制半夏，加用人参、炮附子、麦冬、五味子；亦可选用生脉注射液、参附注射液、清开灵注射液、醒脑静注射液。

六、加强支持治疗和预防并发症

注意休息、多饮水、增加营养，给易于消化的饮食。密切观察并预防并发症。抗菌药物应在明确或有充分证据提示继发细菌感染时使用。

七、重症病人的治疗

重症或发生肺炎的病人应入院治疗，对出现呼吸功能障碍者给予吸氧及其他相应呼吸支持，发生其他并发症的病人应积极采取相应治疗。

第五节　人禽流感的预防

（1）加强体育锻炼，注意补充营养，保证充足的睡眠，以增强抵抗力。

（2）尽可能减少与禽类不必要的接触，尤其是与病禽、死禽的接触。勤洗手，远离家禽的分泌物。

（3）应尽量在正规的销售场所购买经过检疫的禽类产品。

（4）养成良好的个人卫生习惯，加强室内空气流通，每天1～2次开窗换气半小时。吃禽肉要煮熟、煮透，食用鸡蛋时，蛋壳应用流水清洗，应充分加热，不吃生的或半熟的鸡蛋。均衡饮食，注意多摄入一些富含维生素C等增

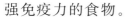

强免疫力的食物。

（5）学校及幼儿园应采取措施，教导儿童不要喂养野鸽或其他雀鸟，如接触禽鸟或禽鸟粪便后，要立刻彻底清洗双手。

（6）不要轻视重感冒，禽流感的病症与其他流行性感冒病症相似，如发烧、头痛、咳嗽及喉咙痛等，在某些情况下会出现并发症，导致病人死亡。因此，若出现发热、头痛、鼻塞、咳嗽、全身不适等呼吸道症状时，应戴上口罩，尽快到医院就诊，并务必告诉医生自己发病前是否到过禽流感疫区，是否与病禽类接触等情况，并在医生指导下用药。

第三章　甲型 H1N1 流感

2009 年 3 月，新型甲型 H1N1 流感在墨西哥暴发，迅速在全球范围内蔓延，并引发世界性大流行，造成 200 万人死亡。此后，H1N1 的流行病学特点类似其他季节性流感，H1N1 逐渐取代了原有的固定株，成为季节性流感的新病原体。在 2012—2013 年和 2014—2015 年流感季，H1N1 一直是全世界季节性流感的主要类型。

甲型流感对人类有高致病性，曾多次引起世界性大流行。甲型流感病毒中至今发现能直接感染人的禽流感病毒亚型有甲型 H1N1、H5N1、H7N1、H7N2、H7N3、H7N7、H7N9、H9N2 和 H10N8。其中 H1、H5、H7 亚型为高致病性，H1N1、H5N1、H7N9 尤为值得关注。

第一节　甲型 H1N1 流感的流行情况

2009 年我国流感发病率为 14.938 1/10 万，这可能与我国 2009 年甲型 H1N1 流感流行期间部分甲型 H1N1 流感病例被报告为季节性流感有关。此后流感发病率明显降低，至 2012 年又开始升高，2014 年流感发病率上升至 15.904 6/10 万。尤为值得关注的是，2016 年流感发病率达 22.372 7/10 万，2017 年进一步上升至 33.099 4/10 万。但是，由于流感病毒感染与其他上呼吸道病毒感染从症状上往往很难区分，而且每年流感流行季节感染人数巨大，轻症病例众多，就医人数只是其中的一小部分，而且也难以实现逐例上报，因此法定传染病报告系统收集的病例数只能反映流感活动强弱的趋势，无法反映真实的感染人数。

死亡作为疾病最为严重的临床结局，流感超额死亡率是评价流感对健康影响严重程度的重要指标，具体指标包括全死因（all cause，AC）、肺炎和流感（pneumonia and influenza，PI）、呼吸和循环系统疾病（cardiovascular and respiratory，CRD）、慢性阻塞性肺疾患（chronic obstructive pulmonary disease，COPD）、缺血性心脏病（ischemic heart disease，IHD）。在多项研究中，全人群因流感造成的全死因超额死亡率为（6.94～17.2）/10 万，≥65 岁人群则高达（48.7～185.62）/10 万。以北京为例，2007－2013 年流感造成的全死因超额死亡率为 17.1/10 万，其中 81% 的流感相关死亡发生在 65 岁以上人群，该人群全死因超额死亡率为 105/10 万。2003－2008 年对我国 8 个城市的研究显示，流感相关死亡病例中 86% 发生于 65 岁以上老年人。因此，流感在我国造成严重的疾病及死亡负担，尤其对 65 岁以上老年人造成严重的死亡风险。这可能是由于老年人随着年龄增长，生理功能下降、合并基础疾病等因素影响。

虽然全死因能够较为全面反映流感造成的死亡风险，但是特异性较低。因而具体死因超额死亡率能更易于识别流感引起死亡的相关疾病，从而及时采取相关医疗措施降低死亡风险。2010－2012 年在广州市调查显示，全人群中流感相关全死因超额死亡率为 14.7/10 万，呼吸和循环系统疾病超额死亡率为 11.4/10 万；65 岁以上老人流感相关全死因超额死亡率为 185.6/10 万，呼吸和循环系统疾病超额死亡率为 146.9/10 万。香港的流感实验室确诊住院病例≥65 岁老年人中 16.4％需要收住重症监护，流感相关死亡率为 11.1％。因此上述研究提示，在不同时间和不同研究区域，呼吸和循环系统疾病始终是流感相关疾病中导致死亡的最重要死因。目前非常有必要对高危人群开展健康教育、疫苗接种、及时采取相关医疗措施，以降低流感相关疾病造成的死亡风险。

不同型别的流感病毒对健康的影响程度也存在差异。目前季节性流感主要包括甲型 H1N1、H3N2 和乙型流感病毒。由于甲型流感不仅引起季节性流行，而且在历史上也造成多次大流行，因此对于甲型流感的研究较多；乙型流感多为局部流行，研究相对较少。随着近年来研究的深入，乙型流感的疾病负担也逐渐受到重视。2003－2008 年的相关研究显示，大多数流感相关的超额死亡率中主要是以乙型和甲型 H3N2 为主，其中乙型所占比例高于甲型 H3N2，尤其是在以乙型流感病毒为主的年份（2007－2008 年），乙型流感相关的超额死亡率大约为 H3N2 流行期间 H3N2 相关的超额死亡率的两倍。北京市 2007－2013 年研究发现，乙型流感相关超额死亡率（7.7/10 万）高于其他甲型流感

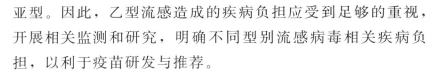

亚型。因此，乙型流感造成的疾病负担应受到足够的重视，开展相关监测和研究，明确不同型别流感病毒相关疾病负担，以利于疫苗研发与推荐。

研究显示，位于温带的北方省份流感流行季为冬季，纬度最低的南方省份则主要集中在春季，中纬度的亚热带地区则呈半年周期。我国甲型流感的年度周期性随纬度增加而增强，呈多样化的空间模式和季节性特征；乙型流感在我国大部分地区则呈单一的冬季高发趋势。流感相关超额死亡率也呈现出地区差异，总体趋势为处于温带地区的北方省份高于亚热带的南方省份。研究显示，2003－2008年中国北方城市流感造成的全死因超额死亡率为 18.0/10万，而南方城市为 11.3/10 万。这可能与流感在不同地理气候区的活动强度、主要流行株、流行持续时间和高峰时间、环境气候及社会经济发展水平等存在差异有关。由于我国不同地区出现流感高峰的时间不同，各地应根据流行特点调整流感疫苗接种时间，以达到更好的免疫保护效果。

第二节　传播途径

一、甲型 H1N1 流感的传播

甲型 H1N1 病毒非常活跃，和其他流感一样可以在人群间传播，其方式主要以感染者的咳嗽和喷嚏为媒介。如果咳嗽或者打喷嚏时没有遮住自己的鼻子和嘴，流感病毒就会散发到空气中，从而使他人感染。病毒在空气中大概可以存活 2 h，但对热敏感。因此，切断传播途径仍然是防控的重要因素。

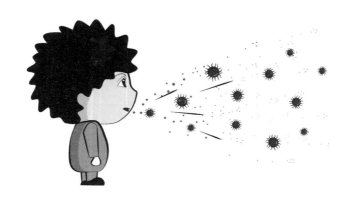

二、甲型 H1N1 流感病毒的潜伏期

甲型 H1N1 流感传染人后，有 4～5 d 的潜伏期，如果在潜伏期内已经有了传染性，但又没有出现症状，会给防控带来一定困难。美国疾病预防控制中心的数据显示，被感染者在症状出现的前 1 d 到发病后的第 7 天，都会传播流感病菌，而症状也可能在 7 d 后才表现出来，因此，潜在病毒携带者应受到关注。

三、易患流感的人群

流感没有特定的易感人群，但 12 岁以下的青少年及体弱多病者更容易患流感。体弱多病者患流感后，容易出现并发症。如一些本来免疫力低下、长期患有慢性呼吸道疾病，或者一些肿瘤病人在接受放疗、化疗后，抵抗力下降，容易并发肺炎、病毒性心肌炎等并发症，这是很危险的。而其他人患流感一般出现并发症的较少，给予对症处理后，3～5 d 即可痊愈。

四、猪肉是否能吃

目前尚无证据表明猪流感能通过食物传播，因此食用处理得当的熟猪肉和猪肉制品是安全的。猪肉烹制温度达到 71℃，即可杀死细菌和病毒，所以，在日常烹调中，尽量采取爆炒、炖煮的烹调方法，以保证猪肉内部可以熟透。涮肉时，要完全涮熟才能吃，不要贪图鲜嫩的口感而吃没有完成熟透的各种肉类。另外，尽量购买冷鲜肉或冻肉，也可以保障安全。

第三节 甲型 H1N1 流感的诊断与鉴别诊断

一、H1N1 流感的诊断标准

（一）医学观察病例

曾到过猪流感疫区，或与病猪及猪流感病人有密切接触史，1 周内出现流感临床表现者。列为医学观察病例者，对其进行 7 d 医学观察（根据病情可以居家或医院隔离）。

（二）疑似病例

曾到过疫区，或与病猪及猪流感病人有密切接触史

（或流行病学史不详），1周内出现流感临床表现，呼吸道分泌物、咽拭子、痰液、血清 H 亚型病毒抗体阳性或核酸检测阳性。

（三）临床诊断病例

被诊断为疑似病例，且与其有共同暴露史的人被诊断为确诊病例。

（四）确诊病例

从呼吸道标本或血清中分离到特定病毒，RT-PCR 对上述标本检测，有 H1N1 流感病毒 RNA 存在，经过测序证实，或两次血清抗体滴度 4 倍升高，可确诊为 H1N1 流感。

二、H1N1 流感的鉴别诊断

H1N1 流感应注意与流感、禽流感、上呼吸道感染、肺炎、SARS、传染性单核细胞增多症、巨细胞病毒感染、军团菌肺炎、衣原体、支原体肺炎等鉴别。甲型 H1N1 流感与普通流感的鉴别见表 3-1。

表 3-1　甲型 H1N1 流感与普通流感的鉴别

	甲型 H1N1 流感	普通流感
传播途径	目前证实有甲型 H1N1 流感病毒在人际传染的病例，并且可以传给猪。其传染途径与季节性流感类似，通常是通过感染者咳嗽和打喷嚏等	以人际传播、空气飞沫传播为主，流感病人及隐性感染者为主要传染源，发病后 1～7 d 有传染性，病初 2～3 d 传染性最强

	甲型 H1N1 流感	普通流感
感染症状	甲型 H1N1 流感的症状与其他流感症状类似，如高热、咳嗽、乏力、厌食等。某些病例的主要表现为突然发热、咳嗽、肌肉痛、疲倦、腹泻和呕吐；还有些病例会出现眼睛发红、头痛和流涕等症状	流感症状影响全身，包括发热、寒战、出汗、全身酸痛、头痛、骨痛、肌肉痛、疲倦乏力、食欲不振、咳嗽、鼻塞等，严重时会引起肺炎及其他并发症，可以致命
潜伏期	甲型 H1N1 流感病毒可能在人体的潜伏期长达 7 d	流感的潜伏期为 1～4 d，平均为 2 d
防治疫苗	接种疫苗是预防甲型 H1N1 流感流行的有效手段之一。接种疫苗后，可刺激机体产生针对甲型 H1N1 流感病毒的抗体，对该病毒所致流感可起到免疫预防的作用	已研制出可预防流感的疫苗，接种时间多为每年 10－11 月中旬，每年接种 1 次
受感染死亡率	甲型 H1N1 流感的死亡率高达 6.77%，比一般流感要高	普通流感可致死，但死亡率较低
预防措施	甲型 H1N1 流感病毒主要通过空气和接触传播，因此咳嗽或者打喷嚏时应该掩住口、鼻；应勤洗手，还可经常用酒精消毒。避免接触生猪或前往有猪的场所。避免前往人群拥挤场所	流行期间，避免集会或集体娱乐活动，老幼病残易感者少去公共场所，注意通风，必要时对公共场所进行消毒。锻炼身体、增强体质。在流感季节经常开窗通风，保持室内空气新鲜

第四节 甲型 H1N1 流感的预防

专家认为甲型 H1N1 流感是可控的，病毒主要通过空气和接触传播，因此预防甲型 H1N1 流感要做到以下几点。

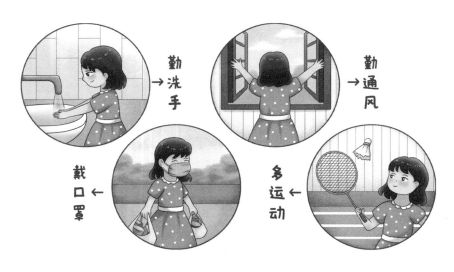

（1）咳嗽或打喷嚏时，要用纸巾遮住口、鼻，并将用过的纸巾丢入垃圾桶，尽量避免触摸自己的眼睛、鼻子或嘴巴，因为病毒可以通过这些途径进行传播。

（2）由于流感病毒可以在一些日常用品表面存活一段时间，因此应勤用肥皂洗手，尤其是在咳嗽或打喷嚏后，并经常用酒精消毒，但不必过分给室内消毒，保持清洁即可。

（3）尽量避免接触流感样症状（发热、咳嗽、流涕等）

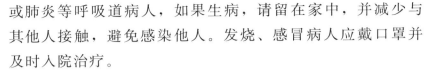

或肺炎等呼吸道病人，如果生病，请留在家中，并减少与其他人接触，避免感染他人。发烧、感冒病人应戴口罩并及时入院治疗。

（4）避免到人多的地方去，不管是在家里、办公室还是公共场所，都要做好通风，不要随地吐痰。

（5）加强身体锻炼，注意保暖；饮食清淡，多吃炖煮类食品，少吃烧烤类食品。尽管甲型 H1N1 型流感在世界各地肆虐，我们也对此高度重视，但这不应该成为我们过多担忧的理由。只要我们监测防范到位，预防措施得当，就能保障健康，保障生活的正常进行。

第四章 乙型流感

虽然乙型流感病毒（influenza B virus，IBV）抗原变异性较弱，通常只引起流感局部暴发，但也可引发暴发流行。儿童是流感病毒的易感人群。

第一节 乙型流感的临床特征

一、乙型流感病毒的传播方式

根据病毒感染者排出的病毒颗粒物大小，可分为飞沫传播（≥5μm）和气溶胶传播（＜5μm），差别在于飞沫传播中由于飞沫液滴过大，无法在空气中长时间漂浮，传播距离通常小于1m；而气溶胶则可长时间漂浮于空气中，并传播至较远距离，这种方式的感染性极强。目前的研究表明，气溶胶传播是流感病毒的主要传播方式。对于季节性流感和世界大流行流感来说，通常具有较强的气溶胶传播能力；而对于禽流感而言，目前并没有证据表明它获得了人与人之间的有效传播，绝大多数病人在感染前宰杀或烹饪过禽类，这表明接触传播仍是人感染禽流感病毒的主要方式。气溶胶传播是流感流行的重要途径，而气溶胶是流感病毒传播的重要媒介。流感病毒可经气溶胶传播，传播范围广、传染性强，且为人兽共患病，难防难控，所以研究流感病毒气溶胶扩散动力学及致病与传播规律，对防控流感大暴发极为重要。研究人员利用豚鼠模型研究季节性 H3N2 流感病毒的传播时发现，在湿度恒定的情况下，病毒在 5℃ 条件下能够高效传播，当温度达到 30℃ 时，传播效率由 100％ 降为零；保持温度恒定，病毒在 20％～35％ 的湿度条件下能高效地进行气溶胶传播，而随着湿度的升高，在 80％ 湿度条件下传播效率降为零，说明低温（0～5℃）和低湿度有利于流感病毒的传播，符合流感在冬天大规模流行的情况。下雪天温度在 0℃ 以下，而且湿度大（80％），不利于流感病毒的传播，所以下雪对流感病毒的传播有抑制作用。

流感病人是流感的主要传染源，从潜伏期末到急性期都具有传染性。病毒在人呼吸道分泌物中一般持续排毒 3～6d，婴幼儿、免疫功能受损病人排毒时间可超过 1 周。目前的研究表明，流感具有强大的传播力，通过呼吸和说话就可以传播；次要传播是打喷嚏，也可经口腔、鼻腔、眼睛等黏膜的接触传播，接触被病毒污染的物品也可引起感染。流感病人可以在呼吸道将感染物雾化，形成气溶胶，并通过说话、咳嗽和打喷嚏将带有病毒颗粒的气溶胶粒子散布于身边的空气中，这种含病毒颗粒的气溶胶粒子可以在空气中悬浮停留数小时，并能传播到很远的距离，这是流感大流行的原因。

流感病毒的抵抗力很弱，不耐热，56℃30 min 即被灭活。室温下病毒的传染性很快消失，0～4℃可以存活数周，－70℃可以长期保存，但对干燥、日光和紫外线敏感，对乙醇、碘附、过氧化氢等常用消毒剂均敏感。

人群普遍易感，流感病毒在人口密度大的地方更容易传播，儿童免疫力相对较低，尤其是幼儿园、学校都是人员密集的地方，流感更容易在人群中传播，5 岁以下儿童为流感高危人群，更应加强预防，而 2 岁以下的婴幼儿更容易发生并发症。在流感流行季，超过 40％的学龄前儿童以及 30％的儿童易患流感。年龄大于 65 岁的老年人，由于其免疫功能下降容易感染，伴有呼吸系统、心血管系统、神经系统、内分泌系统、血液系统基础疾病和应用免疫抑制剂的人群较易发展为重症病例，应给予高度重视，发病 48h 内，给予抗病毒药物治疗。

二、儿童乙型流感的特点

乙型流感病人的临床表现主要为发热、全身酸痛乏力、咳嗽、咳痰、鼻塞、流涕、咽痛、腹痛、腹泻、恶心、呕吐等。研究人员于 1976－1999 年调查分析美国流感相关死亡提出，IBV 引发的死亡率高于 IAV 的 H1N1 亚型，仅次于 IAV 的 H3N2 亚型，此外在 1997－2009 年流行病学分析美国流感相关死亡表明，约有 29％的死亡由 IBV 造成。IAV 中的 H1N1、H3N2 亚型与以 Yamagata 谱系为主的 IBV 自 2017 年入冬以来在我国部分区域流行，且在我国较多地区 IBV 成为流感发生的优势流行毒株，对人们健康造成严重影响。

　　有学者报道，121 例乙型流感患儿中 98％以上都合并有发热症状。患儿除呼吸道症状外，也不乏乙型流感病毒引起胃肠道表现的病例，如呕吐、腹痛、腹泻，这一临床特点较甲型流感病毒较为明显。这应是乙型流感病毒对呼吸道黏膜及胃肠道黏膜损害的表现。儿科医生应对此进行关注。

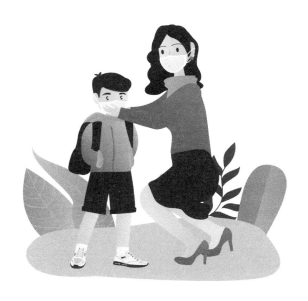

　　乙型流感病毒潜伏期为 1～4 d，且研究表明，B/V 和B/Y 两种谱系的临床症状无明显差异。虽然流感病毒为自限性疾病，但亦有产生多种并发症及严重并发症甚至致死的可能。2016 年温州地区数据显示，流感病毒混合细菌、肺炎支原体及其他呼吸道病毒的感染率分别为 22.1％、28.1％、11.2％，IAV 与 IBV 混合细菌、肺炎支原体的感染率比较差异并无统计学意义。乙型流感较常并发肺炎，还可并发心脏损害、横纹肌溶解综合征、抽搐、肌炎、神经系统损伤、脓毒性休克和多脏器功能衰竭等。研究表明，IBV 肺炎与 IAV 肺炎相比，发热时间更长且发病年龄更大。

三、乙型流感病毒的实验室检查

目前对于乙型流感病毒的实验室检查以血常规监测、CRP 检查为主，也包括降钙素原、肌酸激酶与乳酸脱氢酶等指标监测，既往研究显示，白细胞计数大部分少于 10×10^9 个/L，中性粒细胞比例多在 70％以下，提示流感患儿合并细菌感染发生率较小。患儿白细胞在 4×10^9 个/L 以下，乙型流感病毒感染更多见，中性粒细胞百分比≥70％的患儿，甲型流感病毒感染更多见，因此，患儿的白细胞和中性粒细胞百分比可能对患儿流感分型有一定的辅助作用，但仍需进一步研究确认。

在乙型流感病毒感染病人中，白细胞计数多正常或降低。但对中性粒细胞的改变研究较少。有学者在临床工作中发现，乙型流感病毒的感染易引起外周血中性粒细胞的减少。外周血中性粒细胞的减少与多种因素有关，主要分为先天性以及后天获得性，儿童以后天获得性较多见，感染为其主要因素，感染引起中性粒细胞减少的病原体尤以病毒为主，包括麻疹病毒、风疹病毒、水痘病毒、流感病毒、甲型和乙型肝炎病毒、呼吸道合胞病毒、EB 病毒、巨细胞病毒、B19 病毒、腺病毒、人疱疹病毒 6 型和柯萨奇病毒等。而对于其他实验室检测，既往结果表明，乙型流感病毒感染阳性的病人相较于阴性的病人，血小板计数降低，差异有显著性。C-反应蛋白和降钙素原之间比较，差异无统计学意义。肌酸激酶与乳酸脱氢酶指标较高。

目前，病毒直接检测可采集患儿咽拭子标本及血清标本，送检验科进行乙型流感病毒核酸检测、乙型流感病毒抗原检测及乙型流感病毒血清抗体（IgM）检测。

（一）病毒核酸检测方法

咽拭子标本经常规处理后，采用 RNA 提取试剂盒提取咽拭子标本中的病毒核酸。使用乙型流感病毒核酸检测试剂盒（荧光 PCR 法），在荧光定量 PCR 仪上进行乙型流感病毒核酸测定。

（二）抗原检测方法

采用乙型流感病毒抗原检测试剂盒（胶体金法）检测咽拭子标本，将待检测样品液滴到检测板的下部，15 min 后观察检测板的判定部。

（三）血清抗体（IgM）检测方法

采集患儿病程 3～10 d 静脉血离心处理，稀释血清，采用免疫吸附法去除 IgG 类抗体，使用呼吸道病原体谱抗体 IgM 检测试剂盒（间接免疫荧光法）予以检测判定。

四、发病机制和临床表现

流感病毒通过 HA 结合呼吸道上皮细胞含有唾液酸受体的细胞表面启动感染，流感病毒通过细胞内吞作用进入细胞，病毒基因组在细胞核内进行转录和复制，复制出大量新的子代病毒颗粒，这些病毒颗粒通过 NA 从宿主细胞中释放，并通过呼吸道黏膜扩散并感染其他细胞。流感病毒感染人体后，可以诱发细胞因子风暴，导致全身炎症反应，出现肺炎、心脑血管并发症、急性呼吸窘迫综合征、休克及多脏器功能衰竭。

流感潜伏期一般为 1～7d，多为 2～4d。主要表现为发热、头痛、肌痛和全身不适，体温可达 39～40℃，可有畏寒、寒战，多伴全身肌肉关节酸痛、乏力、食欲减退等全身症状，常有咽喉痛、干咳，可有鼻塞、流涕、胸骨后不适、颜面潮红、眼结膜充血等。部分病人以呕吐、腹痛、腹泻为特点，常见于感染乙型流感的儿童。无并发症者病程呈自限性，多于发病 3～4d 后体温逐渐下降，全身症状好转，但咳嗽、体力恢复常需 1～2 周。血常规表现为白细胞总数一般不高或降低，重症病例淋巴细胞计数明显降低，可根据流行病学特点、发热程度和症状的严重程度与普通感冒相区别。有条件的医院可以对分泌物进行呼吸道病原检测，对甲流和乙流的阳性病人立即给予抗病毒治疗。

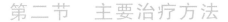

第二节 主要治疗方法

一、对症治疗

卧床休息，多饮水，给予流质或半流质饮食、适宜营养，补充维生素，进食后以温开水或温盐水漱口，保持口鼻清洁，全身症状明显时予抗感染治疗。

二、抗流感病毒药物

病毒核酸的结构、功能与所有生物包括植物和人的核酸相似，它通过感染而寄生于宿主细胞中生存、复制和传播。病毒寄生在宿主细胞内，按病毒核酸提供的遗传信息，利用宿主细胞的代谢系统复制病毒的核酸和蛋白质，经切割成熟后装配成病毒颗粒，从宿主细胞内释放而传播感染。病毒感染全过程可分为吸附，侵入易感细胞，脱壳，合成核酸和蛋白质，装配成病毒颗粒，从宿主细胞释放病毒。所以，干扰病毒复制任何一个过程都可以成为抗病毒药物。

目前临床上使用的抗流感病毒药物有 M2 蛋白抑制剂和 NA 抑制剂，均是病毒蛋白质作用底物的类似物，有阻断病毒蛋白质的功能，使病毒不能繁殖。M2 蛋白抑制剂有金刚烷胺和金刚乙胺，其有离子通道的作用，可使膜内的 pH 值下降，有助于病毒进入细胞，所以 M2 蛋白抑制剂也叫 M2 离子通道阻滞剂。金刚烷胺和金刚乙胺可抑制 M2 离子通道，干扰病毒进入细胞，从而发挥抗病毒作用。由于 M2 蛋白为甲型流感病毒所特有，所以 M2 蛋白抑制剂仅对甲流有效，属于窄谱抗病毒药，但目前监测资料显示甲型流感病毒对其耐药，不建议流感病人使用。

NA 具有唾液酸酶的活性，可水解新生病毒的 HA 和宿主细胞相连接唾液酸的结合键，使其断裂，这样病毒颗粒顺利从宿主细胞的表面脱离、释放，新生的病毒就可以感染其他正常细胞，有助于病毒体在感染部位的运动与扩散，而不被限制在局部。NA 抑制剂通过抑制病毒的 NA，可阻止病毒由被感染的细胞释放和入侵邻近细胞，减少病毒在体内的复制和繁殖，在阻止病毒在宿主细胞之间感染的扩散和在人群中的传播起关键作用，对甲型、乙型流感均有效，属于广谱抗流感药，是目前治疗流感的最好药物。

NA 抑制剂的代表性药物有奥司他韦和扎那米韦，均为唾液酸类似物，化学结构为环己烷。扎那米韦的临床用制剂为粉末状吸入剂，由于不能口服，大大限制了其使用。流感病人本来就有呼吸道症状，扎那米韦作为吸入剂，易引起喘鸣、支气管痉挛等呼吸道反应，现已少用。

奥司他韦为乙酯型前体药，口服后经肝脏和肠道酯酶催化迅速转化为奥司他韦羧酸，奥司他韦羧酸的结构与水解底物唾液酸相似，能竞争性地与流感病毒 NA 的活性位点结合，是一种选择性很高的流感病毒 NA 抑制剂。

由于奥司他韦是从中药八角茴香（俗称大料）中提取的莽草酸经结构改造而成，因此，2009 年甲流期间许多人购买八角茴香煮水以防止甲型 H1N1 流感，但莽草酸只是奥司他韦的合成原料，而没有奥司他韦的药理作用，因此是没有科学依据的。

奥司他韦的剂型有胶囊剂和颗粒剂，服用方便，病人依从性高，2017 年流感暴发时，曾一度脱销，是目前治疗流感的首选药物。奥司他韦可用于治疗甲型或乙型流感病毒引起的流行性感冒，在临床实验中，病人从出现临床症状后开始口服奥司他韦治疗，可显著缩短流感症状和体征持续的时间，最多缩短 45h，还可以缩短发热时间，减少解热镇痛药的用量，已经确诊流感的病人服用奥司他韦可使疾病的严重程度减轻 40％。

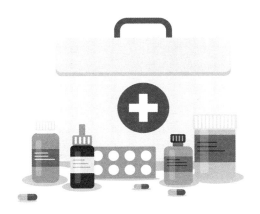

奥司他韦在体内有很高的生物利用度，人类口服的生物利用度为 80％，血浆半衰期长达 7～9h，经胃、肠道吸收后，主要被肝酯酶转化为奥司他韦羧酸而起效，在血液中能保持持续的高浓度。奥司他韦是一个高效的抗流感病

毒药，其作为首选的抗流感病毒药，治愈了很多的病人，充分显示出 NA 抑制剂抗流感的疗效。

奥司他韦胶囊的使用剂量为成人每次 75 mg，每日 2 次，疗程 5 d，重症病例剂量可加倍，疗程可延长。对于吞咽胶囊有困难的儿童，可选用奥司他韦颗粒剂，1 岁及以上的儿童应根据体质量给药，体质量不足 15 kg 者予 30 mg；体质量 15～23 kg 者予 45 mg；体质量 23～40 kg 者予 60 mg；体质量大于 40 kg 者予成人剂量 75 mg，都是每日 2 次。奥司他韦临床用量宜大不宜小，大剂量使用抗病毒效果好。

流行性感冒是由流感病毒引起，病毒本身属于自限性疾病，可以自愈。目前治疗流感疗效确切的抗病毒药奥司他韦抗病毒效果好，只要注意休息和防护，提高自身的免疫力，流感是可防、可治、可控的。

三、中药治疗

中医学上有句话："正气存内，邪不可干。"就是说，若身体强健，便不受外邪（病毒）干扰。因此中医注重治本，一方面会用中药清热解毒，另一方面会提升病人身体功能，增强免疫力。若只是消除感冒的不适而不提升身体功能，很容易再度受病毒入侵。

第五章　流感的主要预防措施

第一节　遏制疫情扩散原则

传染病是一种能够在人与人之间或人与动物之间相互传播并广泛流行的疾病。通常这种疾病可借由直接接触已感染之个体、感染者之体液及排泄物、感染者所污染到的物体，经空气传播、水源传播、食物传播、接触传播、土壤传播、垂直传播（母婴传播）等。

《中华人民共和国传染病防治法》第三十九条：医疗机构发现甲类传染病时，应当及时采取下列措施。

（1）对病人、病原携带者，予以隔离治疗，隔离期限根据医学检查结果确定。

（2）对疑似病人，确诊前在指定场所单独隔离治疗。

（3）对医疗机构内的病人、病原携带者、疑似病人的密切接触者，在指定场所进行医学观察和采取其他必要的预防措施。

拒绝隔离治疗或者隔离期未满擅自脱离隔离治疗的，可以由公安机关协助医疗机构采取强制隔离治疗措施。

传染性是传染病与其他疾病的主要区别，传染病意味着病原体能够通过各种途径传染给他人。传染病病人有传染性的时期称为传染期。病原体从宿主排出体外，通过一定方式，到达新的易感染者体内，呈现出一定的传染性，其传染强度与病原体种类、数量、毒力、易感人群的免疫状态等有关。

传染病的传播和流行必须具备 3 个环节，即传染源（能排出病原体的人或动物）、传播途径（病原体传染他人的途径）及易感人群（对该种传染病无免疫力者）。若能完全切断其中一个环节，即可防止该种传染病的发生和流行。

控制传染病最高效的方式在于防控，由于在传染病的 3 个基本条件中（传染源、传播途径和易感人群），缺乏任何一个都无法造成传染病的流行，所以对于传染病预防也主要集中在这三个方面。

（1）控制传染源：这是预防传染病最有效的方式。对于人类传染源的传染病，需要及时将病人或病源携带者妥善地安排在指定的隔离位置，暂时与人群隔离，积极进行治疗、护理，并对具有传染性的分泌物、排泄物和用具等进行必要的消毒处理，防止病原体向外扩散。

（2）切断传播途径：对于通过消化道、血液和体液传播的传染病，虫媒传染病和寄生虫病等，切断传播途径是最为直接的预防方式。如今防治新型冠状病毒肺炎的方法，仍然是注意基本卫生，勤洗手，戴口罩等，这是切断传播途径最有效的方式。

（3）保护易感人群：不要让易感者与传染源接触，并

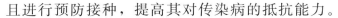

且进行预防接种，提高其对传染病的抵抗能力。

不信谣、不传谣、不添乱，做好个人防护，戴口罩是非常重要的。如果发烧、喉痛、咽痛，要戴口罩，及时到设有发热门诊的医院就诊。勤洗手，多通风，少往人多处跑。当然，我们的眼睛、鼻子、嘴巴也一定要注意卫生。

第二节　医务人员个人防护

一、院感防控

进一步加强医院感染的预防与控制，特别是收治不明原因的病毒性肺炎病例的医疗机构，要注意采取适当的防护措施，降低院内传播的风险。

医务人员应当按照标准防护和加强防护的原则，根据其传播途径采取飞沫隔离、空气隔离和接触隔离。

（1）医务人员使用的防护用品应当符合国家有关标准。

（2）每次接触病人前后应当严格遵循《医务人员手卫生规范》要求，及时正确进行手卫生消毒。

（3）医务人员进入或离开隔离病房时，应当遵循《医院隔离技术规范》的有关要求，正确穿脱防护用品。

（4）医务人员应当根据感染风险采取相应的防护措施。①接触病人的血液、体液、分泌物、排泄物、呕吐物及污染物品时应当戴清洁手套，脱手套后洗手。②可能受到病人血液、体液、分泌物等物质喷溅时，应当戴外科口罩或医用防护口罩、护目镜或防护面罩（防护面屏），穿隔离衣。③进行气管插管等有创操作时，应当戴医用防护口罩、医用乳胶手套、护目镜、防护面屏，穿防渗隔离衣。④当口罩、护目镜、隔离衣等防护用品被血液、体液、分泌物等污染时，应及时更换。

病情允许时，病人应当戴外科口罩；培训病人在咳嗽或者打喷嚏时用纸巾遮掩口鼻，在接触呼吸道分泌物后应当使用流动水洗手，手上没有肉眼可见污染时，可使用快速手消毒剂进行卫生手消毒；限制病人探视或陪护，减少院内交叉感染。

严格按照《医疗机构消毒技术规范》做好医疗器械、污染物品、物体表面、地面等的清洁与消毒，按照《医院空气净化管理规范》要求进行空气消毒。

在诊疗过程中产生的医疗废物，应根据《医疗废物处理条例》和《医疗卫生机构医疗废物管理办法》的有关规定进行处置和管理。

医疗机构应当合理安排医务人员的工作，避免过度劳累，并及时对其健康情况进行监测，注意监测医务人员体温和呼吸系统症状。

二、医务人员个人防护要求

依据国家卫生行业标准 WS/T311.2009《医院隔离技术规范》、WS/T313.2019《医务人员手卫生规范》和其他相关规范性文件规定，医务人员在开展不明原因病毒性肺

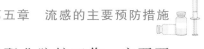

炎等感染性疾病诊疗活动时要做好职业防护工作，主要要求如下。

（一）手卫生

医疗机构应设置与诊疗工作相匹配的流动水洗手和卫生手消毒设施，并方便医务人员使用；有条件的医疗机构在诊疗区域均宜配备非手触式水龙头，配备暖手器或一次性使用擦手纸巾。

1. 洗手与卫生手消毒指征

1）下列情况医务人员应洗手和/或使用手消毒剂进行卫生手消毒。

（1）接触病人前。

（2）清洁、无菌操作前，包括进行侵入性操作前。

（3）暴露病人体液风险后，包括接触病人黏膜、破损皮肤或伤口、血液、体液、分泌物、排泄物、伤口敷料等之后。

（4）接触病人后。

（5）接触病人周围环境后，包括接触病人周围的医疗相关器械、用具等物体表面后。

2）下列情况应洗手。

（1）当手部有血液或其他体液等肉眼可见的污染时。

（2）可能接触艰难梭菌、肠道病毒等对速干手消毒剂不敏感的病原微生物时。

3）手部没有肉眼可见污染时，宜使用手消毒剂进行卫生手消毒。

4）下列情况医务人员应先洗手，然后进行卫生手消毒。

（1）接触传染病病人的血液、体液和分泌物以及被传染性病原微生物污染的物品后。

（2）直接为传染病病人进行检查、治疗、护理或处理传染病病人污物之后。

2. 医务人员洗手方法

严格按《医务人员手卫生规范》规定的"六步洗手法"执行。

3. 手消毒剂选择

卫生手消毒时首选速干手消毒剂，过敏人群可选用其他手消毒剂；针对某些对乙醇不敏感的肠道病毒感染，应选择其他有效的手消毒剂，如碘附消毒液等。

4. 注意事项

戴手套不能代替手卫生，摘手套后应进行手卫生。

(二) 个人防护用品的配备与穿戴

1. 个人防护用品配备

医疗机构相关科室（部门）应按规定配备一次性工作帽、一次性外科口罩、防护眼镜（防雾型）、工作服（白大褂）、防护服、一次性乳胶手套、一次性鞋套和全面型呼吸防护器或正压式头套等。

2. 个人防护用品穿戴要求

1）医务人员在预检分诊处和感染科门诊从事一般性诊疗活动时，要求采取一级防护，穿戴一次性工作帽、一次性外科口罩和工作服（白大褂），必要时戴一次性乳胶手套。

2）医务人员在感染科门诊病人留观室和感染科病区从事诊疗活动时，要求采取二级防护，穿戴一次性工作帽、防护眼镜（防雾型）、医用防护口罩（N95）、一次性防护服和一次性乳胶手套，必要时穿一次性鞋套。

3）医务人员在感染科病区为病人实施吸痰、呼吸道采样、气管插管和气管切开等有可能发生病人呼吸道分泌物、体内物质的喷射或飞溅的工作时，要求采取三级防护，穿戴一次性工作帽、全面型呼吸防护器或正压式头套、医用防护口罩（N95）、一次性防护服、一次性乳胶手套和一次性鞋套。

3. 注意事项

1）检验人员在给病人采样时一般可选择戴双层手套；消毒人员在进行消毒时应使用橡胶手套，必要时穿长筒胶鞋。戴手套前应检查手套是否有破损。

2）戴口罩时应注意检查佩戴时的严密性。

3）佩戴全面型呼吸防护器或正压式头套时，无须戴防护眼镜（防雾型）和医用防护口罩（N95）。

第三节　公众预防措施

在流感流行期间，公众预防原则如下。

一、尽量减少外出活动

（1）避免去疾病正在流行的地区。

（2）建议节假日减少走亲访友和聚餐，尽量在家休息。

（3）减少到人员密集的公共场所活动，尤其是空气流动性差的地方，例如公共浴池、温泉、影院、网吧、KTV、商场、车站、机场、码头、展览馆等。

二、个人防护和手卫生

（一）外出佩戴口罩

外出前往公共场所、就医和乘坐公共交通工具时，佩戴医用外科口罩或 N95 口罩。

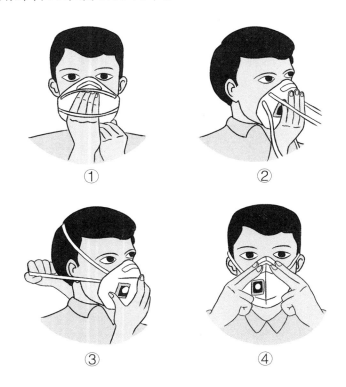

①　　　　　　　②

③　　　　　　　④

（二）随时保持手卫生

减少接触公共场所的公共物品和部位；从公共场所返回、咳嗽手捂之后、饭前便后，用洗手液或香皂流水洗手（图5-1），或者使用含酒精成分的免洗洗手液；不确定手是否清洁时，避免用手接触口、鼻、眼；打喷嚏或咳嗽时，用手肘部遮住口、鼻。

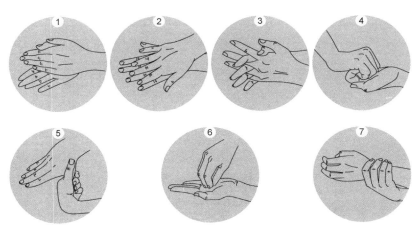

图 5-1　七步洗手法

三、健康监测与就医

主动做好个人与家庭成员的健康监测，自觉发热时要主动测量体温。家中有小孩的，要早晚摸小孩的额头，如有发热，要为其测量体温。

若出现可疑症状，应主动戴上口罩，及时就近就医。

若出现新型冠状病毒感染的可疑症状（包括发热、咳嗽、咽痛、胸闷、呼吸困难、轻度食欲缺乏、乏力、精神稍差、恶心、呕吐、腹泻、头痛、心慌、结膜炎、轻度四肢或腰背部肌肉酸痛等），应根据病情，及时到医疗机构就诊，并尽量避免乘坐地铁、公共汽车等交通工具，避免前往人群密集的场所。就诊时应主动告诉医生自己的相关疾病流行地区的旅行居住史，以及发病后接触过什么人，配合医生开展相关调查。

四、保持良好的卫生和健康习惯

（1）居室勤开窗，经常通风。

（2）家庭成员不共用毛巾，保持家居、餐具清洁，勤晒衣被。

（3）不随地吐痰，口鼻分泌物用纸巾包好，弃置于有盖垃圾箱内。

（4）注意营养，适度运动。

（5）不要接触、购买和食用野生动物（即野味）；尽量避免前往售卖活体动物（禽类、海产品、野生动物等）的市场。

（6）家庭备置体温计、医用外科口罩或 N95 口罩、家用消毒用品等物资。

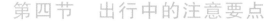

第四节　出行中的注意要点

一、去机场和车站

戴好口罩，不要吸烟。咳嗽、讲话、打喷嚏时产生的飞沫是很多病毒的重要传播载体。口罩能够阻挡飞沫进入口腔和鼻腔，预防病毒感染。

首选医用外科口罩或 N95 / KN95 口罩。其他口罩的防护效果不如这三种好。医用外科口罩和 N95 / KN95 口罩都可以有效做到自我防护、降低呼吸道感染的风险。N95 和 KN95 有什么区别？它们都能对非油性颗粒过滤效率达到 95％ 以上，只是审核的机构和标准不同。

（1）医用外科口罩的深色面要朝外。如果医用外科口罩戴反了，防护力会大大减弱。正确的操作是颜色较深的朝外，颜色较浅的对自己，有金属条的部分戴在鼻子上。

（2）口罩上有呼吸阀，不用担心。呼吸阀的气流是单向向外的，不影响使用者的防护效果。但已经有流感相关症状的人，建议不要使用带有呼吸阀的防护口罩，它无法阻挡病毒飞沫溢出。

（3）N95/KN90 口罩和医用护理口罩是次选。普通出行，非密切接触，这两类口罩都有一定程度阻隔飞沫的能力，可降低风险。

（4）如果以上都没有，戴上普通的口罩，防护效果不佳，因此不推荐。

（5）定时更换口罩。如果在机场或车站的候车时间较长，注意多准备几个口罩，最好每 2～4 h 就更换一次。一次性口罩一旦摘下，不要重复使用。

二、出行随身携带酒精消毒产品

接触是很多病毒的重要传播方式，保持手部卫生很关键。勤用肥皂和清水洗手，准备方便携带的酒精消毒产品。注意查看产品说明，酒精含量至少要超过 60％ 才有效，最好可以达到 70％～80％。

如果担心飞机和火车不允许随身携带液体酒精制品（例如消毒液、消毒喷雾等），可以选择消毒湿巾、棉片等更方便携带的产品。

三、远离有流感症状的人

如果在机场、车站，甚至车厢里，遇到有流感症状的人，请尽量避免与他近距离接触，继续戴好口罩，不要摘。

如果和有流感症状的人距离较近，应该注意消毒。可以用携带的酒精消毒产品对扶手、座椅、小桌板等身体能够接触到的地方进行清洁处理。

回家后及时洗手，对随身的行李进行消毒，并及时清洗旅途中的穿戴衣物。

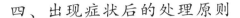

四、出现症状后的处理原则

为了自己和家人的安全，如果出现了异常症状，请不要外出，尽快去当地的医院就诊（或联系医生），告知医生自己的情况。

需要警惕的症状有：咳嗽，咳痰；发热（体温＞38℃）；日常活动或休息时出现呼吸困难；深呼吸时感到疼痛；心跳加快；感冒或流感好转后，突然病情恶化；寒战。

在就诊过程中注意戴好口罩，准备好纸巾。打喷嚏或咳嗽时不要用手捂嘴，正确的做法是使用纸巾或弯曲手肘掩盖口鼻。用过的纸巾应丢弃在有害垃圾箱内，然后彻底清洗双手。

第五节　中药在流感治疗中的进展

因流感病毒抗原有较高突变率，目前临床上所用的西药（如金刚烷胺、奥司他韦等）容易使病人产生耐药性和不良反应，也使其在临床上的应用有所限制。相比化学药，中药在流感防治方面有数千年的历史，具有不良反应小和不易产生耐药性等优点，而且中药抗流感病毒不仅能直接杀死病毒，抑制流感病毒复制，还能增强机体免疫力，抑制过强的炎症反应，加强机体对病毒的免疫应答，在抗病毒方面发挥着重要作用。

一、单味中药及其有效成分抗流感病毒的作用

（一）金银花

体内实验显示，每天 3 次给予小鼠金银花醇提液（15 ml/kg）灌胃，连续给药 3 d，可显著保护甲型流感病毒感染的小鼠，减轻流感病毒感染小鼠肺部损伤。

（二）板蓝根

板蓝根味苦，性寒，归胃、心经，具有凉血利咽、清热解毒之功效。金明哲等研究表明，板蓝根提取物能提高机体免疫力，同时还能在一定程度上抑制流感病毒。杨海霞等研究发现，给予流感小鼠板蓝根生理盐水提取液灌胃，每只 0.2 ml，连续给药 8 d，在减少死亡数目的同时，还对肺部病变有一定的减轻作用，对 T、B 淋巴细胞的增殖有促进作用，表明板蓝根提取液在一定程度上能提高机体免疫力，发挥抗甲型流感病毒鼠肺适应株的作用。

（三）鱼腥草

鱼腥草性微寒，味辛，归肺经，具有清热解毒的功效。鱼腥草中挥发油浓度达 31.25 mg/ml 时，对流感病毒增殖有明显抑制作用。体外实验表明，鱼腥草水溶液在浓度为 0.25～1 mg/ml 时，能直接灭活甲型流感病毒，还使病毒在鸡胚内的增殖受到抑制。

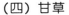

（四）甘草

甘草性平，味甘，归心、肺、脾、胃经，具有缓急止痛、润肺止咳、调和诸药、补脾益气的功效。陈建新等研究表明，给予肺炎小鼠 5.0 mg/ml 甘草酸单铵盐醇溶液灌胃，每只 0.2 ml，每天 2 次，连续给药 5 d，能明显减轻由流感病毒引起的肺炎的实变，能通过抑制病毒的吸附，改善和调整感染小鼠的免疫功能，达到抗病毒的作用。另有研究发现，甘草酸可通过降低血凝素水平，对鸡胚中流感病毒的生长起抑制作用。

（五）虎杖

虎杖性微寒，味微苦，具有止咳化痰、清热解毒、散瘀止痛、利湿退黄的功效。张波等应用荧光定量法检测 96 种中药材水煎剂对流感病毒神经氨酸酶活性的影响，发现苏叶、丁香、槟榔、肉桂、大黄、虎杖等 19 种中药材能显著抑制流感病毒的神经氨酸酶。虎杖及其活性成分能直接抑制流感病毒的增殖，增加 TLR9 诱导的 IFN-β 的表达。

（六）黄芩

黄芩性苦，味寒，归胃、肺、大肠、胆经，具有除热安胎、泻火解毒、清热燥湿、凉血止血之功效。初正云等研究发现，流感病毒感染的小鼠每天 1 次给予 1.50 g/kg 黄芪苷灌胃，连续灌胃 4 d 后，小鼠存活时间明显延长，肺内的炎性病变有明显减轻，肺内流感病毒的感染力和血凝滴度明显降低，表明黄芪苷具有抗流感病毒作用。据报道，FM1 肺炎小鼠每天 1 次给予 187.5～375 mg/kg 黄芩苷灌胃，连续灌胃 7 d，能明显抑制肺组织细胞凋亡，其机制可能是通过影响细胞凋亡受体途径 FAS/FAS-L 而发挥抗流感病毒的作用。

二、中药复方抗流感病毒的作用

（一）麻杏石甘汤

麻杏石甘汤由石膏、杏仁、炙甘草、麻黄四味药组成。体外实验表明，麻杏石甘汤的浓度为 1.25 mg/ml 时，能发挥显著的抗病毒作用，且其体外抗 A 型流感病毒活性与其汤剂中聚集物具有相关性。张波等研究报道，麻杏石甘汤按动物每千克体质量占人体表面积的比值给药，每天 1 次，连续灌胃 7 d，可明显减轻流感病毒感染小鼠肺部炎症反应，降低肺指数，其机制可能与抑制神经氨酸酶活性，阻止病毒增殖有关。

（二）毒热平注射液

毒热平注射液是由灯盏花、黄芩、猪胆粉、栀子四味药组成的中药复方制剂，具有活血通络、清热凉血之功效。毒热平注射液以 0.058 g/（kg·d）的剂量腹腔给药，每天 1 次，连续给药 7 d，能通过干预病毒吸附，抑制细胞内病毒增殖，直接杀灭病毒，从而减轻其肺部病变。祁广见等

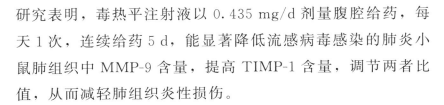

研究表明，毒热平注射液以 0.435 mg/d 剂量腹腔给药，每天 1 次，连续给药 5 d，能显著降低流感病毒感染的肺炎小鼠肺组织中 MMP-9 含量，提高 TIMP-1 含量，调节两者比值，从而减轻肺组织炎性损伤。

（三）连花清瘟胶囊

连花清瘟胶囊是由金银花、连翘、板蓝根、红景天、石膏、鱼腥草、绵马贯众、炒苦杏仁、炙麻黄、甘草、广藿香等组成的中药复方制剂，可显著抑制流感病毒。莫红缨等研究发现，连花清瘟胶囊以 0.39 g/kg 剂量灌胃，每天 1 次，连续给药 3 d，可以显著减轻 FM1 流感病毒引起的小鼠肺部炎性损伤，其机制可能与调节炎性细胞因子 TNF-α、IL-1β 和 IL-6 的表达水平，平衡机体免疫状态有关。

（四）热毒宁注射液

热毒宁注射液是由金银花、栀子、青蒿组成的中药制剂，具有清热、疏风、解毒等功效。王振中等研究发现，热毒宁注射液以 10.11 g/kg 剂量灌胃给药，每天 1 次，连续给药 5 d 后，能保护被流感病毒感染的小鼠，其作用机制可能与提高 IFN-γ 水平，降低 IL-6、TNF-α 水平有关。

（五）银翘散

银翘散是由淡豆豉、金银花、牛蒡子、苦桔梗、连翘、薄荷、竹叶、荆芥穗、生甘草组成的中药复方，具有清热解毒、辛凉解表之功效。体内实验表明，银翘散以 10 g/kg

剂量灌胃给药，每天 1 次，连续给药 6 d 后，可延长流感病毒感染小鼠生存率，同时在一定程度上可改善由流感病毒引起的小鼠肺炎的症状。时宇静等研究发现，银翘散以 1～2 kg/L 剂量灌胃给药，每天 1 次，连续给药 3 d 后可发挥其抗病毒作用，其作用机制可能是通过上调流感病毒感染小鼠肺组织 IFN-γ mRNA 表达量来实现的。

（六）疏风宣肺方

疏风宣肺方是由大青叶、金银花、牛蒡子、板蓝根、蝉蜕、黄芩、连翘、荆芥、生甘草、大青叶、白茅根和豆豉组成的中药复方，具有辛凉透表，清热解毒等功效。张沂等研究发现，以 1.62 g/kg 剂量灌胃给药，连续给药 6 d 后，能显著降低小鼠死亡率，并延长小鼠平均生存时间。卢娜娜等研究发现，以 1.88 mg/（kg·d）剂量灌胃给药，连续给药 4 d，通过抑制以 TLR3 介导 MAPK 信号通路中 JNK 和 P38 过度活化来拮抗肺组织炎症损伤和细胞凋亡，从而发挥抗病毒作用。

（七）大青龙汤

大青龙汤出自《伤寒论》，主要由生石膏、麻黄、苦杏仁、生姜、大枣、甘草、桂枝组成，具有发汗解表、清热除烦之功效，主治外感风寒兼有里热。田连起等研究发现，大青龙颗粒剂可在一定程度上直接灭活流感病毒，且呈剂量依赖性，其针对甲型流感病毒（H1N1）的半数有效浓度

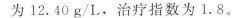

为 12.40 g/L，治疗指数为 1.8。

（八）冰香散

冰香散属芳香辟秽类，由冰片、广藿香、艾草等药物构成。徐培平等发现，冰香散在病毒吸附前或与病毒同时给药的情况下，具有良好的预防及直接抑制作用，其在最小无毒浓度为 15.6 μg/ml 时，对体外流感病毒 FM1 已有良好的预防作用。

（九）玉屏风散

玉屏风散源自《医方类聚》，主要由防风、黄芪、白术组成，具有益气固表之功效，主治肺卫气虚证。玉屏风散抗流感病毒的主要机制在于扶正固本，提高机体免疫力。李玉梅等通过比较维生素 C 及玉屏风散合剂和流感疫苗的作用机制，发现维生素 C 及玉屏风散合剂（玉屏风散合剂 0.24 g/ml，维生素 C 注射液 1 g/5 ml，换算成小鼠用量后，混匀，每天 1 次，每次 0.4 ml，连续灌胃 14 d）可通过激活黏膜局部免疫防御，产生 SIgA 和 IgG 等抗体，从而抵御病毒入侵，起到预防流感的作用。

（十）银花平感颗粒

银花平感颗粒（原名金平感颗粒）是由《伤寒论》中的麻黄汤等方药加减组成，主要由甘草、麻黄、金银花、虎杖、葛根、杏仁组成，具有宣肺解表，清热解毒等功效。体外实验表明，银花平感颗粒以 30 g/kg 剂量灌胃给药，每天 1 次，连续给药 7 d 后，能显著抑制流感病毒，体内实验表明，银花平感颗粒以 12 g/kg 剂量灌胃给药，每天 1 次，连续给药 5 d 后，在一定程度上对甲型流感病毒感染小鼠有治疗作用，其体内作用机制可能与减轻流感病毒感染小鼠肺部损伤、对流感病毒复制的抑制以及调节流感病毒小鼠免疫功能有关。

三、展望

我国的中草药资源种类多种多样且价格低廉，因此具有较好的研究和开发前景，同时在流感防治方面发挥着特有的优势，主要体现在以下方面。

（1）在抗病毒的同时还具有解热、抗感染作用，可同时缩短发热时间，控制炎症扩散。

（2）在抗病毒的同时，还能增强机体免疫功能。

（3）不良反应较小，一般对其他组织细胞无影响。

（4）由于中药活性的多样性以及相互配伍，病毒很少会对其产生抗药性。

目前，中药抗流感病毒的研究方法主要有体外细胞实验、鸡胚实验和动物体内实验三种。国内外有关中药及其复方抗流感病毒作用及机制研究主要体现在体内外抑制流感病毒作用、调节机体免疫功能、抑制流感病毒引起的肺组织炎症以及对 TLRs 信号通路的调控作用等，而涉及中药及其复方作用靶点的深层次研究和抗流感病毒有效成分

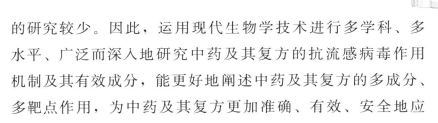

的研究较少。因此，运用现代生物学技术进行多学科、多水平、广泛而深入地研究中药及其复方的抗流感病毒作用机制及其有效成分，能更好地阐述中药及其复方的多成分、多靶点作用，为中药及其复方更加准确、有效、安全地应用于临床提供科学的依据。

第六节　流感疫苗

为了有效预防流感，使死亡率有效降低，世界卫生组织建议接种流感疫苗。

现阶段，比较常见的疫苗有减毒灭活疫苗以及三价裂解疫苗等，其中三价裂解疫苗副作用较少，具有较高的抗原活性，在儿童中更适合应用。机体接种流感疫苗后，可使机体形成相应的抗体。在流感病毒侵袭机体时，已形成的抗体会快速抵抗流感病毒，防止出现流感。有数据显示，儿童接种疫苗后，保护效果超过 78%，但伴随时间的延长，抗体水平会慢慢降低，保护效果也随之下降。

一、疫苗接种情况

流感病毒为流感特异性感染源，病毒极易出现变异，因此每年各国卫生机构均会推荐民众接种最新流感疫苗防控病毒，但全球流感疫苗接种率依然较低。美国学者调查 1995—1997 年学龄前儿童疫苗接种状况时发现，疫苗接种率仅为 5.4％，之后随着时间推移，2001 年约 64％的 65 岁以上人群接种流感疫苗。2006 年学龄前儿童疫苗接种率为 37.9％，65 岁以上成年人接种率则为 65.6％。我国疫苗接种率整体为 5％～21％。通过对该数据分析可知，不同国家和不同人群流感疫苗接种率差异较大。我国推行儿童计划免疫主要开始于 20 世纪 70 年代，接种率调查为掌握疫苗接种状况、人群免疫力的重要方式。进行接种率影响因素分析不仅可掌握影响接种水平的各种原因，同时也可针对预防接种服务需求改善接种服务水平，为疫苗接种规划提供依据。从各学者研究结果分析发现，对于不同地区、不同年龄接种率调查、影响因素分析较多，但针对国家计划免疫的各种免费疫苗，研究范围相对较小。对于儿童流感疫苗的主要调查方式为电话随访，并未深入了解儿童流感疫苗接种的具体影响因素。随着人们对疫苗认知的提升，2004—2010 年儿童疫苗接种率呈逐步提升趋势，且疫苗接种并无性别差异，仅和家属经济条件以及文化程度呈正相关关系。

二、疫苗保护效果分析

疫苗与流行毒株的匹配是影响疫苗保护效果的关键因素，尽管全球已经建立了强大的流感监测网络，但疫苗的不匹配问题仍时有发生。研究证实，不同季节流感疫苗的有效性估计值差异较大，在疫苗与流行毒株匹配不佳的季

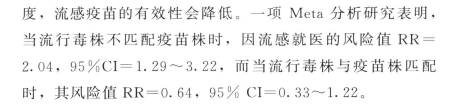

度，流感疫苗的有效性会降低。一项 Meta 分析研究表明，当流行毒株不匹配疫苗株时，因流感就医的风险值 RR＝2.04，95％CI＝1.29～3.22，而当流行毒株与疫苗株匹配时，其风险值 RR＝0.64，95％ CI＝0.33～1.22。

三、疫苗类型

全球已经上市的流感疫苗主要分为灭活流感疫苗（inactivated influenza vaccine，IIV）、减毒活疫苗（live attenuated influenza vaccine，LAIV）和重组疫苗（recombinant influenza vaccine，RIV）。其中，灭活流感疫苗又包括全病毒灭活疫苗、裂解疫苗和亚单位疫苗。全病毒灭活疫苗保留了流感病毒的全部抗原成分，是最早使用的一种疫苗类型，其免疫原性好，制备容易，然而由于不良反应发生率高，目前已很少使用。裂解疫苗则在全病毒灭活疫苗的基础上去除了病毒的内部蛋白，保留了 HA 和 NA，在维系疫苗免疫原性的同时降低了不良反应发生的概率，是当前应用最广泛的流感疫苗类型。

四、我国流感疫苗的应用现况

我国现已批准上市的流感疫苗有三价灭活流感疫苗（IIV3）、四价灭活流感疫苗（IIV4）以及一种鼻喷三价减毒活流感疫苗（LAIV3）。其中，IIV3 包括裂解疫苗和亚单位疫苗，分为 0.25 ml 和 0.5 ml 两种剂型，分别含血凝素

7.5 μg、15 μg。6～35 月龄的婴幼儿适用 0.25 ml 剂型，而 0.5 ml 剂型则用于 36 月龄及以上人群。IIV4 为裂解疫苗，可用于 36 月龄及以上人群接种。LAIV3 仅用于 3～17 岁人群接种。我国流感疫苗基于鸡胚进行生产，其主要生产流程为将单价流感病毒悬液接种至鸡胚内，随后对鸡胚进行孵育和冷冻并收获含病毒的鸡胚尿囊液。随后，再对病毒进行浓集、纯化、灭活、裂解等步骤，最终合成多价疫苗。然而，这种单一的生产模式不仅容易在流感大流行季节导致疫苗供应链缺口，也限制了流感疫苗个体化接种策略的多样性。未来，我国流感疫苗的生产平台尚需不断创新与优化。

五、流感疫苗的研究现状及未来展望

流感病毒通过抗原漂移导致流感疫苗接种后保护效果不理想，使流感病毒在人群中的流行无法被阻断。更为严重的是流感病毒通过不同亚型病毒之间的重配，通过抗原转变产生新的病毒，从而导致流感大流行。世界卫生组织一直将流感大流行作为人类社会面临的十大公共卫生威胁之一，历史经验也告诉我们，流感大流行的发生是不可避免的，我们也无法预测何时、何地、由何种流感病毒所导致流感大流行。未来，我们最终要研发一种广谱并且保护效果持久的流感通用疫苗，才是防控好季节性流感以及应对将来流感大流行的解决之道。

　　HA 能够有效刺激机体产生特异性抗体，是流感疫苗中最主要的抗原。根据 HA 蛋白的结构，可分为头部结构域与茎部结构域，分别介导与细胞表面唾液酸受体的结合及病毒与内吞体膜之间的融合。当前，已经投入应用的流感疫苗的设计主要针对 HA 头部，然而由于头部结构域的高度变异性，使得针对头部结构域表位的中和抗体通常是毒株特异性的，不具有广泛的保护作用。因此，选择病毒相对保守的结构域进行疫苗设计是研发流感通用疫苗的重要手段，基于这一点，当前正在研发的通用流感疫苗主要为：①针对流感病毒穿透细胞至关重要的 HA 茎部结构域；②针对 NA 中切割表面细胞唾液酸的酶切位点，抑制子代病毒颗粒从感染的细胞内部释放，从而减少病毒增殖；③针对高度保守的 M2 蛋白的胞外结构域，研究显示 M2 单克隆抗体可限制甲型流感病毒的体外生长；④诱导针对病毒粒子内部蛋白的保守表位（如核蛋白）产生交叉反应的 T 细胞反应的新型疫苗等。

　　此外，通过改善免疫程序、使用免疫佐剂、制备多表位疫苗等方法也是改善流感疫苗保护效果的重要手段。未来，为了研发成功通用型疫苗，需要深入研究如何使疫苗更好地刺激细胞与体液免疫应答、如何诱导机体产生广泛的交叉保护反应、如何获得具有广谱免疫性的抗原、如何增加流感疫苗保护的持久性等。

参 考 文 献

[1] 邹积振,程凯慧,陈为京,等.A 型流感病毒研究进展[J].安徽农业科学,2017,45(32):99-102.

[2] 万平,陈洪.20 世纪以来流感在人群中的流行特征[J].生命的化学,2011,31(4):605-611.

[3] 李颖.1918 年大流感对美国的影响初探[D].上海:华东师范大学,2011.

[4] 陈琪,朱闻斐,舒跃龙.流感病毒血凝素的功能及其研究方法进展[J].国际病毒学杂志,2021,28(6):525-528.

[5] 江洁,许文波,张燕,等.人副流感病毒分子分型及进化研究进展[J].中华预防医学杂志,2022,56(2):203-211.

[6] 余树芳,魏凡华.A 型流感病毒非结构蛋白 NS1 主要功能的研究进展[J].中国预防兽医学报,2022,44(1):96-100.

[7] 马丙南,林菁,周洁雯.儿童流行性感冒并发肺炎的危险因素分析[J].中国中西医结合儿科学,2021,13(6):507-510.

[8] 康宁,谭毅.人感染禽流感流行现状及疫苗研究进展[J].应用预防医学,2021,27(6):569-574.

[9] 关云楠,徐坤,郭秀梅.我国禽流感研究发文情况与热点趋势分析[J].黑龙江畜牧兽医,2021,(24):15-19.

[10] 张月新.实时荧光定量 PCR 在流感病毒检测中的应用进展[J].中国城乡企业卫生,2021,36(12):57-59.

[11] 赵雪,钱芳,宋美华,等.北京地区孕妇流行性感冒临床特征及危重症影响因素[J].中华实验和临床感染病杂志(电子版),

2021,15(6):361-367.

[12] 梁少波,张琳,朱俊峰,等.H7N9亚型禽流感疫苗研究进展[J].中国动物检疫,2021,38(12):77-81.

[13] 彭红梅,沙银中,刘雯.流感病毒性肺炎病人血清PDCD5、LDH水平与疾病预后的相关性分析[J].中国医师杂志,2021,23(11):1747-1749.

[14] 安艺萌,周旭,王佑春,等.流感病毒抗原性进化及对流感疫苗研发的启示[J].中华预防医学杂志,2021,55(11):1339-1345.

[15] 国家免疫规划技术工作组流感疫苗工作组.中国流感疫苗预防接种技术指南(2021—2022)[J].中华医学杂志,2021,101(40):3287-3312.

[16] 郑沁玫,顾敏,刘秀梵.A型流感病毒神经氨酸酶蛋白功能研究进展[J].动物医学进展,2021,42(10):66-70.

[17] 刘雪洁,舒跃龙.新型流行性感冒疫苗的应用及研究进展[J].中华医学杂志,2021,101(38):3181-3186.

[18] 邢燕茹,范春艳,罗玉丽,等.H9N2亚型禽流感病毒流行病学研究进展[J].中国家禽,2021,43(10):80-86.

[19] 苏敏,黄俊琼.流感病毒交叉反应性记忆T细胞的研究进展[J].微生物学通报,2022,49(2):724-736.

[20] 邵亮,俞飞.流感病毒抑制剂的研究进展[J].病毒学报,2021,37(5):1187-1196.

[21] 赵宏伟,谢正德,许黎黎.流感病毒相关性脑病/脑炎研究进展[J].中华实用儿科临床杂志,2021,36(15):1194-1198.

[22] 高志刚.流感疫苗在中国的应用[J].职业与健康,2021,37(15):2150-2153.

[23] 周慧,武宇辉,于芹.流感病毒并革兰阳性细菌感染研究进展

[J].中华实用儿科临床杂志,2021,36(13):1033-1036.

[24] 葛君琍,王丽娜,乔正梅,等.甲型流感不同方法检测结果分析[J].中国卫生检验杂志,2021,31(12):1450-1451.

[25] 沈双,高明.常用禽流感疫苗利弊分析[J].特种经济动植物,2022,25(3):106-107.

[26] 夏娇慧,赵淑洁,王平,等.4个地区四价流感病毒裂解疫苗上市后的安全性评价[J/OL].微生物学免疫学进展,2022,(2):1-6[2022-03-16].http://kns.cnki.net/kcms/detail/62.1120.R.20220302.0932.004.html.

[27] 王晓娟,赵雄,曹琰.联合疫苗的发展及相关问题探讨[J].中国药品标准,2022,23(1):46-50.

[28] 张英洁.2017—2018和2018—2019年度加拿大季节性流感疫苗安全性监测分析[J].中华预防医学杂志,2022,56(1):94-95.

[29] 胡馨允.H9N2亚型禽流感流行趋势与预防概述[J].北方牧业,2022,(1):25-27.